Céline Hess-Halpern

MALBOUFFE, POLLUANTS, ADDITIFS…

TOUT CE QU'ON NOUS FAIT AVALER

Le guide
pour mieux consommer

Albin Michel

Ouvrage publié sous la direction de Laure Paoli

Et s'il ne vous suffisait que de quelques gestes simples à mettre en place pour ne plus avaler n'importe quoi ?

Retrouvez

Les 10 commandements
de l'alimentation santé

p. 231.

Sommaire

Introduction

Titulaire d'un DEA[1] de droit de la santé, ayant commencé ma carrière d'avocate en entrant par la grande porte du prétoire, aux côtés de parties civiles victimes de la maladie de Creutzfeldt-Jakob, j'ai très vite été sensibilisée par la souffrance et l'injustice des drames sanitaires touchant à la santé publique. J'ai ensuite été chargée de nombreux autres dossiers de responsabilité, concernant notamment les erreurs et les fraudes liées au monde de l'alimentation. Qu'il s'agisse du fermoir d'un paquet de pain de mie mal conçu, entraînant la mort d'une jeune femme, ou d'une gastro-entérite grave due à la consommation d'un steak haché avarié servi dans le restaurant d'un club de vacances, ou des allergies chroniques d'un enfant, devenues si graves qu'après expertise on s'aperçut qu'il était particulièrement sensible et intolérant à l'un des pesticides présents dans le fruit servi à chacun de ses petits déjeuners, je me suis dit qu'il était temps que je partage mes connaissances, le fruit de mon expérience professionnelle et personnelle dans un même ouvrage.

Voici donc mes réflexions, mes conclusions, illustrées par ma pratique professionnelle au prétoire comme sur le terrain sur un sujet qui me passionne et qui me tient à cœur. Il s'agit, vous le constaterez au fil des pages, d'un guide à visée pratique, qui ne se veut aucunement alarmiste, mais toujours constructif, positif, utile et efficace !

À lire absolument avant de retourner au supermarché !

1. DEA : diplôme d'études approfondies.

Avant-propos

Attendu que nous sommes face à un véritable paradoxe : la médecine progresse mais les maladies dites « de civilisation » explosent.

« Que ta nourriture soit ton médicament et ton médicament ta nourriture. » Nous sommes loin aujourd'hui de cette citation pourtant célèbre d'Hippocrate. Et pour cause ! Depuis une quarantaine d'années, nous sommes les témoins d'un tournant majeur dans l'histoire de l'alimentation.

Depuis l'industrialisation alimentaire et l'arrivée des fast-foods, notre manière de manger s'est profondément transformée. Par exemple, le joli broc d'eau de source rempli à la fontaine au siècle dernier a été remplacé, en un temps éclair, par une bouteille en plastique (ou une canette en aluminium), remplie de colorants nocifs en tous genres, bourrée d'additifs chimiques et de sucres, devenue la norme sur la table quotidienne de nombreux foyers ! Souvent nous ne savons pas ce que nous ingérons vraiment.

Attendu que notre cerveau finit progressivement par se perdre parmi toutes ces substances, ne retrouvant pas toujours, ou plus du tout, le chemin et la maîtrise de ses véritables envies…

Trop de sucres, trop de graisses, trop de farines raffinées, trop de sel, pas ou peu de vitamines essentielles, d'antioxydants, d'oligoéléments, d'oméga-3, de minéraux, de fibres… De nombreuses maladies de civilisation (comme le cancer, le diabète, les maladies cardio-vasculaires, les allergies…), dont de nombreuses études scientifiques établissent le lien de cause à effet, explosent et, malgré le progrès, la médecine ne parvient plus à enrayer ce phénomène… Cette fatalité pourrait disparaître si nous étions mieux informés sur ce que nous mangeons.

Attendu qu'il apparaît donc important d'y voir plus clair en chacun de nos aliments, sources de vie et de santé, et de comprendre de quoi ils sont faits.

Comment s'y retrouver parmi la masse de produits proposés dans les rayons, pour enfin « se sentir vraiment dans son assiette » ? Notre baguette quotidienne est-elle encore si naturelle et bénéfique que cela ? Peut-on encore manger du saumon ? Les multiples additifs sont-ils vraiment indispensables ? Faut-il boire de l'eau du robinet ou de l'eau en bouteille ? Derrière un bœuf peut se cacher un œuf mais aussi un cheval ! Comment est-ce possible et comment faire pour s'en prémunir ?

Ce guide souhaite apporter des réponses inédites à vos questions sur le contenu de votre chariot de courses, afin que vous puissiez trouver la juste mesure entre manger varié et équilibré, et éviter d'ingérer trop de polluants pouvant désormais être présents dans votre alimentation de tous les jours.

Attendu que les scandales alimentaires font la une des journaux depuis les années 1980 et que d'autres scandales alimentaires sont à venir...

Ces dernières décennies ont été marquées au fer rouge par de nombreux et énormes scandales alimentaires, résultant de la fraude, des épidémies ou de dérives en tous genres, notamment des négligences, des manques de contrôle, des tromperies, qu'elles soient fortuites ou organisées.

En 1986 apparaît au Royaume-Uni le premier cas d'encéphalopathie spongiforme bovine (ESB), également appelée « maladie de la vache folle », infection mortelle traduite par une dégénérescence du système nerveux central. La contamination atteindra plus de 200 000 bovins ayant été nourris par des farines animales fabriquées par la main de l'homme, à base de carcasses d'animaux déjà contaminées. En 1996, les premiers cas de transmission à des personnes ayant consommé de la viande malade sont détectés. Elles sont atteintes de la maladie de Creutzfeldt-Jakob.

En 1999, on prend conscience en Europe des taux faramineux de dioxine contenus dans certains de nos aliments. Les dioxines sont des polluants organiques reconnus hautement cancérigènes. En Belgique, on en détecte des taux anormaux dans les œufs et les volailles. À la suite de graves dysfonctionnements, cette dioxine contamine également les farines destinées à l'alimentation des animaux. En 2008, une concentration de dioxines jusqu'à 200 fois trop élevée est repérée dans de la viande de porc irlandaise. Puis dans de la mozzarella italienne provenant du lait des bufflonnes de la région de Naples, dont l'environnement est pollué par les déchets. En 2010, des œufs en provenance d'Allemagne sont contaminés…

En 2011, trois scandales alimentaires font la une des journaux. Tout d'abord, l'affaire des graines germées contaminées : en mai, une épidémie de graves gastro-entérites se répand en Europe. Des infections intestinales, des diarrhées sanglantes, l'œuvre macabre de la bactérie *Escherichia coli,* provoquent une quarantaine de décès et touchent près de 4000 malades. Les soupçons se portent tout d'abord sur des lots de concombres, salades et tomates espagnols, avant qu'ils ne soient mis hors de cause. En juin, les autorités allemandes annoncent avoir identifié l'origine de l'épidémie, à savoir des graines germées produites dans le nord du pays.

Ensuite, un dossier judiciaire tout aussi houleux et « huileux » fait scandale en Chine. De l'huile distillée à partir de restes prélevés dans le caniveau à la sortie de restaurants a été repérée… à la vente, en tant que produit destiné à l'alimentation ! Une enquête a permis d'arrêter 32 personnes, lesquelles récupéraient depuis trois ans ces restes, sous prétexte de concevoir des biocarburants. En réalité, elles revendaient la substance obtenue en tant qu'huile alimentaire. Plus de 100 tonnes de cette huile frelatée sont découvertes par les autorités.

En 2012, l'utilisation du bisphénol A, composé chimique reconnu cancérigène et neurotoxique, a enfin été interdit dans les contenants alimentaires pour bébés, puis en 2015 dans tous les contenants alimentaires.

En 2013 éclate en Irlande, puis dans d'autres pays européens dont la France, l'affaire de la viande de cheval vendue pour du bœuf. Tout commence par la découverte de hamburgers contenant de la viande de cheval non mentionnée sur l'étiquette, puis de nombreuses sociétés de l'industrie alimentaire sont mises en cause pour utilisation de viande de cheval – jusqu'à 100 % dans certains plats –, alors que l'étiquette précisait « viande de bœuf ». Les fournisseurs sont d'abord montrés du doigt, puis ce sont les dirigeants à la tête des sociétés de distribution qui sont condamnés pour « escroquerie en bande organisée » et « faux et usage de faux ».

Que l'on se rappelle aussi, la même année, l'affaire des tartelettes aux matières fécales vendues dans les cafétérias d'une grande marque d'ameublement, qui s'est empressée de retirer de la vente lesdites tartelettes litigieuses. La contamination a été repérée par les services douaniers chinois, qui ont détruit un lot de 1 800 pâtisseries contenant un niveau hors normes de bactéries coliformes. Elles avaient été distribuées dans 23 pays et plus de 6000 parts de tarte potentiellement contaminées ont été vendues en France. Est apparu en avril 2013 un autre dossier, avec la suspension de la vente de boulettes de viande, après que deux familles furent prises de malaises pour en avoir consommé. Les boulettes litigieuses ont été retirées du marché de 14 pays européens ainsi qu'en Asie.

En mai 2013, un importateur français a reconnu avoir fait entrer en France du saumon suédois pêché en mer Baltique, interdit du fait de niveaux de dioxines supérieurs aux limites autorisées.

Aussi, en janvier 2014, plus de 1 700 personnes ont été intoxiquées au Japon en mangeant des produits surgelés (croquettes et pizzas) dans lesquels a été découvert un pesticide hautement toxique. Ils ont ensuite été retirés des rayons.

Mais attendu qu'il existe des solutions pour diminuer les risques de pollution alimentaire et manger plus sainement : appliquer, entre autres, le principe de précaution en choisissant les aliments les moins pollués et les plus variés possible.

Indépendamment des solutions collectives, il est à notre portée, individuellement, de faire en sorte que ce que l'on mange au quotidien soit un atout pour notre bien-être et notre santé, et non pas une menace ou un risque de nuisance. Avec des informations plus claires et précises, un peu de bon sens, nous pouvons progressivement changer nos habitudes et, à notre échelle, protéger notre santé et celle de nos enfants. Comme on dit souvent – et c'est tellement vrai : « Un petit pas de chacun fait grandir l'humanité. » Car nous ne sommes pas le grain de sable sur la plage, nous sommes la plage.

Je souhaite ardemment, dans cet ouvrage, vous donner les clés pour :
- comprendre et détecter au mieux les substances toxiques pouvant être présentes dans les aliments ;
- faire les bons choix alimentaires, avec les produits les moins pollués possibles, accessibles à tous et ayant vraiment du goût ;
- cuisiner sain et bien équiper sa cuisine ;
- connaître la législation en vigueur concernant l'alimentation quotidienne ;
- décrypter enfin les étiquettes.

Bref, des solutions simples et de bon sens, non pas pour ne pas vivre avec son temps, mais pour éviter certains pièges dans lesquels on peut tomber, faute de temps pour approfondir le sujet, pour trier le faux du vrai dans la masse d'informations contradictoires que l'on peut lire ou entendre dans les médias…

Par ces motifs…

La Cour de l'alimentation moderne, ainsi que son greffier du goût, renvoie l'affaire sans appel devant les réflexions d'un tribunal authentique et gargantuesque, afin que soient reconsidérées les bases du contenu de nos assiettes, leur exploitation, leur production, leurs apports nutritionnels, leur toxicité et, n'oublions pas, leur valeur souvent très symbolique.

Je vous souhaite une bonne lecture et un bon usage de ce guide.

1

MAUVAISES GRAISSES ET ZÉRO VITAMINE : ARRÊTONS LES DÉGÂTS !

Les lipides

« Plutôt des choux dans une cabane que de la graisse dans le château du seigneur. » Proverbe islandais

Bonnes et mauvaises graisses

Les lipides (ou graisses) constituent une importante partie de l'énergie dont nous avons besoin, avec les protéines (ou protides) et les glucides. Tous trois contribuent au bon fonctionnement de nos cellules et transportent les vitamines liposolubles (assimilables via les graisses), telles que les vitamines D, A, E et K. Les graisses jouent un rôle très précis sur la scène de la santé : elles stockent l'énergie, régulent la température du corps, véhiculent les vitamines liposolubles, sont les constituants des cellules et les précurseurs d'hormones.

Les lipides jouent un rôle dans la prévention des maladies cardio-vasculaires (infarctus du myocarde, accident vasculaire cérébral) car ils diminuent les taux de triglycérides et de mauvais cholestérol (LDL) au profit du bon (HDL), ce qui diminue la formation de la plaque d'athérome dans les vaisseaux.

Des études concordantes[1] démontrent que leur apport est essentiel au bon développement du fœtus et qu'ils pourraient diminuer le risque de troubles cognitifs légers ou la maladie d'Alzheimer pour les personnes âgées. Mais attention, toutes les graisses ne sont pas bonnes à avaler ! Elles n'ont pas les mêmes vertus et certaines polluent considérablement notre organisme.

Notre alimentation moderne est bien trop riche en lipides. Il serait donc largement bénéfique de diminuer leur consommation. En effet, les lipides sont stockés dans notre graisse corporelle. Les graisses sont composées de différents acides gras, dont on distingue différents types, ayant chacun un rôle bien précis. Selon leur composition, les graisses n'ont donc pas le même impact sur notre santé. C'est pour cette raison qu'on entend parler de « bonnes » et de « mauvaises » graisses.

---

1. *EU Register on nutrition and health claims*, Efsa, 2014; *Apports nutritionnels de référence*, Institute of Medicine, National Academics Press, Washington D.C., 2006.

Les lipides issus des aliments d'origine animale, contenus dans les viandes, charcuteries, produits laitiers, sont appelés **acides gras saturés**. Ils sont à consommer avec modération. Ce sont les « mauvaises » graisses.

Les « bonnes » graisses, apportées par les huiles végétales et les poissons gras, sont dénommées **acides gras polyinsaturés**. Les fameux oméga-3 et les oméga-6 en font partie. Les acides gras monoinsaturés, aussi appelés oméga-9, sont également considérés comme de « bons gras ». Ils ont des effets bénéfiques reconnus sur la fonction cardio-vasculaire.

MIEUX CONSOMMER, MIEUX MANGER

Repérer les corps gras riches en acides gras saturés

Plus un corps gras contient d'acides gras saturés, plus il est solide à température ambiante, comme le beurre, par exemple (plus de 50 % d'acides gras saturés). C'est aussi le cas de certaines huiles (huile de palme) qui figent facilement.

Les mauvaises graisses : présumées coupables

Les acides gras saturés (AGS)

Les AGS augmentent les risques de maladies cardio-vasculaires, le taux de cholestérol sanguin, surtout celui du LDL (le « mauvais » cholestérol), et favorisent les dépôts de cholestérol dans les artères.

On les trouve surtout dans les graisses d'origine animale comme le lait entier, le beurre, la crème fraîche, les fromages gras (plus de 40 % de matières grasses), le saindoux ou le lard. Ils sont présents également dans l'huile de palme, de coprah, de coco et dans leurs produits dérivés.

Les acides gras trans (AGT)

Les acides gras trans sont soit issus de procédés industriels, par le biais de l'hydrogénation, qui modifie la configuration des molécules d'acides gras insaturés, soit naturellement présents dans l'alimentation (formation dans l'estomac des ruminants, puis migration dans les tissus gras de ces animaux).

Seuls les acides gras trans d'origine industrielle semblent avoir des effets négatifs, au même titre que l'excès de consommation des acides gras saturés. Les acides gras trans sont néfastes pour le taux de cholestérol et de triglycérides : ils font monter le taux de LDL et diminuent celui de HDL[1]. Ils augmentent les risques de maladies cardio-vasculaires, même consommés à faible dose. Enfin, ils favoriseraient le cancer du sein[2].

• Où les trouve-t-on ?

Dans de multiples margarines restant solides à température ambiante : aucune n'a une composition parfaitement équilibrée en graisses pour notre organisme (voir p. 84).

On trouve aussi des AGT dans des pâtisseries et biscuits industriels, plats préparés, soupes en sachet, certaines pâtes à tarte, biscuits d'apéritif, viennoiseries, pâtes à tartiner, barres de céréales... Et aussi révoltant que cela puisse paraître, leur présence n'est pas forcément signalée sur les étiquettes des produits actuels... La mention « huile végétale » peut cependant laisser présumer une huile bas de gamme.

Les bonnes graisses : doucement innocentes...

Les acides gras monoinsaturés (AGMI)

Ce sont les acides gras dont la molécule ne comprend qu'une seule liaison double. Ils sont le plus souvent présents sous forme d'acide oléique (oméga-9). Ils n'appartiennent pas à la catégorie des acides gras dits « essentiels[3] » car notre organisme peut les fabriquer à partir d'autres acides gras (les gras saturés).

Les AGMI font baisser le taux de LDL-cholestérol (celui que l'on considère comme « mauvais »). Ils contribuent ainsi à réduire les risques de maladies cardio-vasculaires et d'hypertension. On les trouve dans les graisses animales (dans la volaille et certains poissons) et végétales,

1. F. B. Hu *et al.*, « Dietary fat intake and the risk of coronary heart disease in women », *The New England Journal of Medicine*, 20 novembre 1997, vol. 337, n° 21, p. 1491-1499.
2. Enquête ayant porté sur 100 000 femmes en France, menée depuis 1995 par l'Inserm en partenariat avec la Mutuelle générale de l'Éducation nationale.
3. Un acide gras est dit « essentiel » quand il est indispensable au bon fonctionnement de notre organisme et que ce dernier ne peut pas le synthétiser. Il est donc important d'en consommer.

telles que l'huile d'olive, les oléagineux (amande, noisette, pistache, noix de macadamia), et certains fruits (avocat ou olive).

Les acides gras polyinsaturés (AGPI)

Un acide gras polyinsaturé comporte une ou plusieurs doubles liaisons carbone-carbone. Notre corps ne peut pas fabriquer ces deux acides gras polyinsaturés, c'est la raison pour laquelle on les dit « acides gras essentiels » (AGE). Ce sont l'acide linoléique (oméga-6) et l'acide alpha-linolénique (oméga-3).

Les oméga-3 et oméga-6 ont un rôle dans les processus de reproduction, de croissance et de formation des cellules. Seuls les oméga-3 interviennent dans la formation des membranes des cellules (rétine, peau), dans les fonctions rénales, vasculaires, immunitaires et dans l'agrégation plaquettaire, première étape de la coagulation du sang. Les oméga-3 ont un effet protecteur sur le système cardio-vasculaire ainsi que sur les fonctions cognitives[1], tandis que les oméga-6 ont un rôle positif sur les taux de lipides sanguins. Toutefois, ils émettent des barrages à l'utilisation optimale des oméga-3 par l'organisme.

Le duo oméga-3 et oméga-6 est donc primordial pour notre santé. Mais, en France, la répartition entre les deux est à revoir dans notre alimentation, car d'une manière générale nous consommons trop d'oméga-6 par rapport aux oméga-3.

MIEUX CONSOMMER, MIEUX MANGER

Plus d'oméga-3 dans notre assiette

Un excellent moyen d'augmenter la teneur en oméga-3 de notre alimentation est de consommer du poisson gras de temps à autre (maquereau, sardine...), des œufs, des noix (en particulier les noix de Grenoble, achetées de préférence dans leur coque car leurs propriétés nutritionnelles y sont mieux préservées), de l'huile de chanvre, de cameline, de colza et d'olive.
Les principales sources d'oméga-6 sont les autres huiles végétales (huile de pépins de courge, de tournesol, d'arachide, de noisette, etc.), qu'il vaut mieux ne consommer qu'occasionnellement.

1. G. L. Bowman *et al.*, « Nutrient biomarker patterns, cognitive function, and MRI measures of brain aging », *Neurology*, janvier 2012, vol. 78, n° 4, p. 241-249.

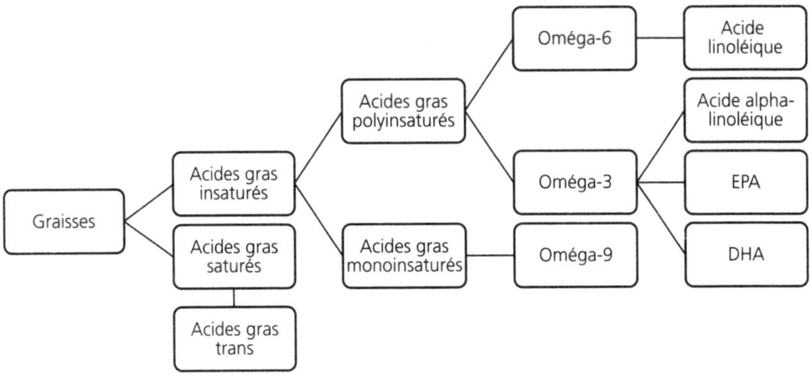

Huiles végétales : pas toutes innocentes

Une huile végétale est un corps gras issu d'une plante oléagineuse, c'est-à-dire dont les graines, noix ou fruits sont constituées à 100 % de lipides et peuvent servir de corps gras pour la cuisson et l'assaisonnement, mais également de moyen de conservation pour certains fromages, fines herbes, etc. Chaque huile est différente et a une composition en acides gras spécifique.

Si autrefois les huiles étaient extraites exclusivement dans des moulins, avec des presses à froid et des filtres à huile, de nos jours nous en sommes loin… La fabrication est malheureusement devenue essentiellement industrielle. L'huile peut ainsi passer par de nombreux procédés de raffinage, lesquels endommagent considérablement le produit. Il est donc important de bien distinguer les cinq expressions principales que l'on peut lire le plus souvent sur les étiquettes afin de ne pas se tromper sur la qualité d'une huile et acheter la plus bénéfique pour notre santé.

Les mentions garanties de qualité

- **Huile d'olive « vierge »** : cette appellation est déterminante pour notre santé ! La fabrication de l'huile se fait en différentes étapes : nettoyage des graines, concassage, broyage, filtration, conditionnement en bouteilles… et rien d'autre ! Le terme « vierge » signifie que l'huile a été chauffée le moins possible, et que c'est un pur jus d'huile d'olive, non mélangé avec d'autres types d'huile. Cette mention est donc un gage de qualité.

– **Huile d'olive « vierge extra »** : cette appellation est utilisée exclusivement pour l'huile d'olive. De catégorie supérieure, elle est obtenue directement des olives entières par des procédés mécaniques. Son taux d'acidité est inférieur à 1 %. Une huile d'olive « de première pression à froid » a, quant à elle, un taux d'acidité maximum de 3 %.

[À savoir]

→ **Huile « de première pression à froid »**
La formule date de l'époque où les moulins devaient effectuer une deuxième pression en ajoutant un peu d'eau chaude. Cette deuxième pression ne se pratique plus mais l'appellation est restée !

La mention à éviter

– **Huile « végétale raffinée »** : les graines sont chauffées dans le but d'extraire le plus d'huile possible. Elles subissent de multiples opérations chimiques, utilisant des solvants, dont on n'a pas prouvé encore l'innocuité… De plus, le raffinage a un effet délétère sur la nature et la quantité des acides gras, sur la teneur en vitamines et minéraux, ainsi que sur la couleur et la saveur de l'huile. À proscrire de votre alimentation, dans la mesure du possible.

– **Huile « 100 % pure »** : ne nous y trompons pas ! Le mot « pure » évoque évidemment le naturel et donne l'impression que l'huile vient de sortir de la graine. Que nenni ! Cette mention signifie uniquement que l'huile provient d'une seule et unique source et n'est donc pas le résultat d'un mélange d'huiles diverses. Et pour couronner le tout, elle provient très souvent d'une deuxième pression. Alors, quand aura-t-on fini de nous prendre pour de purs… ignorants ?

Les huiles végétales les plus bénéfiques

S'il est vrai que nos habitudes nous rassurent et nous facilitent la vie au quotidien, il est également judicieux de prendre le risque *et* le plaisir de tenter de nouvelles aventures culinaires, de surprendre nos papilles, ainsi que nos autres sens. Mais comment faire ? Tout simplement en osant goûter une huile à la saveur encore inconnue pour renouveler nos recettes… C'est ça la vraie vie, notre véritable victoire : oser changer, aimer découvrir, se donner la chance de faire confiance à la nouveauté…

Certaines huiles végétales sont meilleures que d'autres pour la santé : il est préférable de choisir une huile plus riche en oméga-3 qu'en oméga-6 (on évitera donc les huiles de tournesol, de pépin de raisins, de carthane). Voici une sélection de huit huiles qui peuvent avoir leur place dans votre cuisine.

- **L'huile d'olive**

De nombreuses études[1] ont démontré les bénéfices de l'huile d'olive (et des olives) sur la santé. Ainsi on constate un taux plus faible du nombre de maladies cardio-vasculaires et de certains cancers dans les pays adeptes de l'alimentation méditerranéenne.

En effet, environ 75 % des lipides de l'olive et de son huile prennent la forme d'acides gras monoinsaturés (AGM). La consommation d'AGM diminue le risque de maladies cardio-vasculaires. Ils sont reconnus pour abaisser les taux de cholestérol LDL (le « mauvais » cholestérol) dans le sang, et contribuent ainsi à prévenir l'athérosclérose.

100 g d'olives fournissent 8 à 12 g d'AGM ; 100 g d'huile d'olive en fournit 6 à 8 fois plus.

Les AGM protègent les cellules du corps en ralentissant le processus d'oxydation. Les composés phénoliques de l'huile d'olive sont très prometteurs !

Une étude[2] a même entrevu un lien entre la consommation d'huile d'olive et la prévention des cancers du sein et du côlon. Un polyphénol, l'oléocanthal, détruirait les cellules cancéreuses !

MIEUX CONSOMMER, MIEUX MANGER

« Black is beautiful »

Vive l'olive noire ! Elle contiendrait 3 à 4 fois plus de composés phénoliques que l'olive verte et posséderait ainsi une plus grande capacité antioxydante *in vitro*[3].

1. M. de Lorgeril *et al.*, « Mediterranean diet, traditional risk factors and the rate of cardiovascular complications after myocardial infarction: final report of the Lyon Diet Heart Study », *Circulation*, février 1999, n° 99, p. 779-785.
2. Étude menée par des scientifiques de l'université Rutgers et du Hunter College de la City University of New York (P.A. Breslin *et al.*, *Molecular & Cellular Oncology*, 2015, vol. 2, issue 4).
3. R. W. Owen *et al.*, « Olives and olive oil in cancer prevention », *European Journal of Cancer Prevention*, août 2004, vol. 13, n° 4, p. 319-326.

• L'huile de noix

L'huile de noix présente un taux élevé d'acides gras insaturés. Elle est riche en oméga-3, en magnésium et en fibres. Elle contient des antioxydants (dont de la mélatonine), des composés phénoliques, des phytostérols, de l'arginine, des fibres alimentaires.

Elle ne supporte pas la chaleur et s'oxyde rapidement. Elle ne s'utilise ni en friture ni en cuisson d'aucune sorte, mais a une saveur très parfumée : elle est parfaite en assaisonnement pour de délicieuses salades ou pour relever certains légumes ou entremets froids. Il est préférable de la conserver à l'abri de la lumière, au réfrigérateur, et de la consommer dans les trois mois après ouverture.

• L'huile de cameline

La cameline (*Camelina sativa*), nommée aussi « petit lin » ou « sésame d'Allemagne », fait partie des plus anciennes cultures oléagineuses d'Europe. Elle était déjà cultivée comme source d'huile alimentaire par les Celtes !

L'huile de cameline, d'une magnifique couleur jaune d'or, est obtenue par pression à froid des graines arrivées à maturité, sans aucun produit chimique ou solvant. Elle est donc également excellente d'un point de vue des polluants alimentaires, puisqu'ils sont exempts de cette jolie et douce huile.

Elle est, avec les huiles de lin et de chanvre, l'une des plus riches en oméga-3 (43 %) et en oméga-6 (19 %). Elle contient en effet des acides gras alpha-linoléniques (ALA), ce qui en fait une huile particulièrement adaptée à toute la famille, petits et grands. Elle ne s'utilise qu'à froid et, une fois ouverte, elle ne se conserve qu'un mois au réfrigérateur. Elle est délicieuse sur des crudités ou des salades vertes bien fraîches. On peut la consommer en alternance avec les autres huiles citées, ce qui participe d'une alimentation variée, bénéfique pour l'organisme.

• L'huile de chanvre

Le chanvre est une plante annuelle. L'huile est extraite de la graine appelée « chènevis ». Très bien équilibrée en acides gras essentiels, son rapport entre oméga-3 et oméga-6 est bien proportionné. Elle participe au renforcement du système immunitaire, favorise l'activité cellulaire et prévient les troubles cardio-vasculaires.

Elle s'utilise uniquement à froid, se conserve au frais et se consomme dans les deux mois après ouverture.

• L'huile de noisette

La noisette *(Corylus avellana)*, parfois appelée « aveline », fruit du noisetier, renferme de 50 à 65 % d'huile. Elle contient de la vitamine E, antioxydante, des vitamines B6, B1, B2 et PP, un fort taux d'oméga-9. Très digeste, elle participe activement à la lutte contre le mauvais cholestérol. C'est une huile très sèche ayant des propriétés adoucissantes et régulatrices pour la peau – très efficace en cas d'acné !

Très fluide, de couleur jaune ambrée, cette huile a une forte saveur de noisette et un goût praliné. Elle peut être utilisée à froid ou pour des cuissons douces.

• L'huile de sésame

Le sésame est une plante oléagineuse dont on consomme la graine. Très appréciée au Moyen-Orient, où on la réduit en purée afin d'en faire le fameux « tahiné », la graine est aussi dégustée entière, déshydratée, rôtie. La graine de sésame entière non décortiquée est également très riche en minéraux. L'huile de sésame contient :

– des tocophérols, composés antioxydants pouvant former la vitamine E ;
– des lignanes, composés végétaux jouant un rôle semblable à celui de l'œstrogène ;
– de l'acide oléique (monoinsaturé) ;
– de l'acide linoléique (oméga-6) ;
– des fibres, protéines et vitamines, sésamine et lécithine.

Cette huile peut être utilisée crue ou cuite, car elle supporte la cuisson. Elle est notamment utilisée dans la cuisine asiatique.

• L'huile de graines de lin

L'huile de graines de lin provient de la pression à froid de graines de lin pures. Elle est composée à 50 % d'acides gras oméga-3 et est riche en lignanes. Sa consommation réduirait les accidents cardio-vasculaires et aurait un effet sur l'ostéoporose.

Elle se détériore très vite. Elle doit donc être conservée au réfrigérateur et consommée rapidement. L'Anses[1] recommande sur l'étiquetage de cette huile très particulière les mentions suivantes :

– réservée à l'assaisonnement ;

1. L'Anses (Agence nationale de sécurité sanitaire de l'alimentation, de l'environnement et du travail) a été créée en 2010. C'est un établissement public à caractère administratif, issu de la fusion de l'Affsa et de l'Affset, sous l'égide des ministères de la Santé, du Travail, de l'Environnement, de la Consommation et de l'Agriculture. Instance scientifique indépendante, son rôle est d'évaluer les risques sanitaires afin d'éclairer l'action publique.

– ne pas chauffer l'huile de lin ;
– conserver à l'abri de la chaleur avant ouverture ;
– conserver au réfrigérateur après ouverture ;
– ne pas conserver plus de trois mois après ouverture ;
– ne convient pas aux enfants de moins de trois ans (elle contient des phytohormones).

• **L'huile de colza**

L'huile de colza est une huile végétale détenant un taux important d'oméga-3 et peu d'oméga-6, ce qui la rend bénéfique pour notre santé, étant donné que l'alimentation moderne est en général trop riche en oméga-6. Elle est obtenue par pression, en petite quantité. Sa couleur varie du jaune au jaune d'or. Riche en vitamine E, elle est également très bonne pour la peau, en application cosmétique.

De nombreuses études[1] affirment que sa consommation pourrait réduire les risques de maladies coronariennes et préviendrait le cancer. Elle diminuerait le nombre d'accidents cardiaques et le nombre d'infarctus du myocarde.

Il est préférable de la consommer crue car elle ne supporte pas la chaleur. Au-dessus de 120 °C, elle se détériore : mieux vaut ne pas l'utiliser pour les cuissons mais la réserver à l'assaisonnement.

N'AVALONS PAS N'IMPORTE QUOI !

Méfiez-vous d'une huile qui fume

Une huile qui fume est toxique : elle dégage des composés cancérigènes, comme le benzopyrène, substance également présente dans le goudron du tabac. Si, par mégarde, vous laissez trop chauffer votre huile et qu'elle commence à fumer, jetez-la et remplacez-la ! Cette recommandation est valable pour toutes les huiles pouvant être chauffées.

1. M. Kratz *et al.*, « Effects of dietary fatty acids on the composition and oxidizability of low-density lipoprotein », *European Journal of Clinical Nutrition*, janvier 2002, vol. 56, n° 1, p. 72-81 ; L. M. Valsta *et al.*, « Effects of a monounsaturated rapeseed oil and a polyunsaturated sunflower oil diet on lipoprotein levels in humans », *Arteriosclerosis, Thrombosis and Vascular Biology*, janvier 1992, vol. 12, n° 1, p. 50-57 ; N. S. Nielsen *et al.*, « Effect of meal fat quality on oxidation resistance of postprandial VLDL and LDL particles and plasma triacylglycerol level », *British Journal of Nutrition*, décembre 2000, vol. 84, n° 6, p. 855-863 ; F. M. Sacks *et al.*, « Randomized clinical trials on the effects of dietary fat and carbohydrate on plasma lipoproteins and cardiovascular disease », *American Journal of Medicine*, décembre 2002, vol. 113, sup. 9B, p. 135-245.

[Ce qu'il faut retenir]

→ **Bien choisir son huile**

- Privilégiez les huiles vendues dans un contenant en verre foncé, lequel les préserve des effets néfastes de la lumière.
- En outre, le verre ne contient pas de polluants chimiques (contrairement au plastique), lesquels peuvent migrer dans l'huile.
- Achetez de préférence une huile vierge, bio, de première pression à froid.

Les huiles végétales à éviter

• L'huile de palme : la palme d'or des acides gras saturés

L'huile de palme provient du fruit du palmier à huile. Elle est largement utilisée par l'industrie alimentaire dans différents produits transformés. Son taux d'acides gras saturés est tellement élevé que cette huile est semi-solide à température ambiante. Mieux vaux la consommer avec modération. Certaines études[1] dénoncent l'augmentation du risque cardio-vasculaire liée à la consommation excessive de cette huile, auquel s'ajoute, outre un effet pro-inflammatoire, la montée du taux de cholestérol. Il est préférable de consommer de l'huile de palme plutôt que des huiles hydrogénées, mais à choisir entre de l'huile de palme et de l'huile de colza, c'est l'huile de colza qui remporte la palme de « l'huile santé » !

Actuellement, aucune obligation n'est faite de mentionner sur l'étiquette d'un produit alimentaire qu'il contient de l'huile de palme. Cependant, il doit être précisé « huile, graisse ou matière grasse végétale ». À partir de décembre 2016, mentionner sa présence dans la liste des ingrédients des denrées alimentaires préemballées sera obligatoire.

• L'huile de noix de coco : attention aux controverses, les cocos !

L'huile de noix de coco est de plus en plus présente sur les étals des magasins. Elle provient de la chair des noix de coco et contient près de 90 % d'acides gras saturés, pouvant entraîner des maladies cardio-vasculaires. Néanmoins, à la différence des graisses animales, elle contient une quantité non négligeable d'acides gras à chaîne moyenne (ou triglycérides à chaîne moyenne, TCM). Ces TCM sont métabolisés par le foie, afin de produire de l'énergie ou de la cétone, qui peut avoir, selon certains chercheurs, un effet thérapeutique sur le

1. J. M. Fernández-Real *et al.*, « Insulin resistance, inflammation, and serum fatty acid composition », *Diabetes Care*, mai 2003, vol. 26, n° 5, p. 1362-1368.

cerveau (maladie d'Alzheimer et épilepsie)[1] et peut même faire baisser le taux de cholestérol[2].

Mais cette théorie est pour l'heure controversée. Alors, personnellement, j'utilise cette huile à des fins cosmétiques, pour adoucir la peau et les cheveux. Je n'en consomme qu'épisodiquement. Je privilégie au quotidien les huiles d'olive et de colza bio, dont les scientifiques reconnaissent les effets bénéfiques pour la santé.

1. M. Scheibye-Knudsen *et al.*, « A high-fat diet and NAD(+) activate Sirt1 to rescue premature aging in cockayne syndrome », *Cell Metabolism*, novembre 2014, vol. 20, n° 5, p. 840-855.
2. Thèse présentée par le docteur Raymond Peat, endocrinologue, et David Wolfe, spécialiste de l'alimentation vivante, dans H.-K. Wong et C.-H. Chew, « Cocus nucifera milk enhances liver cell viability and down-regulates nuclear hormone receptor RXR-α but not PPAR-α, expression in high dose », février 2015, *Biotechnology: an Indian Journal*, vol. 11, n° 2, p. 57-65.

Les sucres

« Trop de colle ne colle plus, trop de sucre n'adoucit plus. »

Proverbe chinois

Également appelé « sucre » ou « hydrate de carbone », un glucide est une molécule organique plus ou moins complexe et soluble dans l'eau.

Les glucides sont les principales sources d'énergie de notre organisme. Ils font partie des sept constituants de base de notre alimentation, avec les lipides, les protéines, les vitamines, les oligoéléments, les minéraux et l'eau. Nos besoins en sucres varient selon l'âge, le sexe, l'activité physique. 1 g de glucides apporte 4 kcal (calories). Un adulte consomme en moyenne 180 g de sucres par jour, dont 140 g sont utilisés exclusivement par le cerveau.

Comment le sucre est-il devenu un *serial killer*?

Un constat édifiant

Le sucre est en nouvelle comparution devant le jury du tribunal nutritionnel, et pour cause... De nombreuses charges sont retenues contre lui : l'augmentation en flèche du diabète, de l'obésité, du surpoids, des coups de blues inexpliqués, du cancer. Alors, pourquoi le sucre est-il si coupable ?

La consommation de sucre raffiné est passée en un siècle de 5 à 30 kg par an et par personne ! Nous commençons à en consommer très jeune, ce qui crée une véritable dépendance – comme l'addiction à une drogue –, tant au niveau physique que psychique.

Le sucre est partout, même là où on ne s'y attend pas ! On ne s'étonne pas de trouver du sucre dans une pâtisserie ou un soda, mais sait-on qu'il y en a aussi dans la plupart des plats préparés, les conserves, les condiments et même dans les soupes en sachet ? Un potage aux poireaux ou une sauce tomate ont-il vraiment besoin de nous fatiguer autant et inutilement le pancréas ?

Que se passe-t-il lorsqu'on mange du sucre ?

Lorsqu'on mange du sucre, celui-ci pénètre dans notre organisme via le sang. Il est alors directement utilisé comme carburant mais, s'il est en excès, il est stocké grâce à l'insuline, une hormone du pancréas.

On classe les sucres en deux catégories : les sucres simples et les sucres complexes. Ils sont très différents quant à leur rôle et leurs répercussions sur notre santé.

- Les sucres simples ou sucres rapides (comme le glucose, le fructose, le saccharose, le lactose, le maltose, le galactose) se trouvent dans le sucre (en morceaux ou en poudre), les friandises, les sodas, les pâtisseries, les fruits…
- Les sucres complexes (tels l'amidon et le glycogène) sont composés de plusieurs sucres simples accrochés les uns aux autres. Leur assimilation par notre organisme est plus lente que celle des sucres simples car il lui faut davantage de temps pour les digérer. On les trouve généralement dans les céréales, les légumes secs, certains fruits (bananes, châtaignes), le pain complet…

Les sucres simples augmentent plus rapidement la glycémie (taux de sucre dans le sang).

Il existe un indice appelé « index glycémique » (IG) qui représente la capacité d'un aliment à faire monter le taux de sucre dans le sang, soit son pouvoir hyperglycémiant. Plus l'IG d'un aliment est élevé, plus celui-ci est dégradé en glucose, et plus la glycémie s'élève. Au contraire, les aliments à IG bas ne sont pas totalement transformés en glucose. De ce fait, ils augmentent moins la glycémie :

- un IG élevé est supérieur à 70 ;
- un IG bas est inférieur à 35.

L'excès de sucre fatigue considérablement notre corps car jouer au yoyo avec sa glycémie a un impact direct sur notre énergie. Après le coup de fouet, c'est le coup de pompe. Notre forme générale se détériore et notre réserve en minéraux s'affaiblit car le sucre est transformé en acide par les bactéries et, si le milieu est trop acide, l'organisme va piocher dans ses réserves de minéraux basiques.

Il est donc préférable de consommer davantage de sucres complexes que de sucres simples.

Le sucre est là où on ne s'y attend pas !

Des sucres dans les pizzas, les conserves, et même dans les charcuteries ? Les produits salés qui contiennent du sucre sont nombreux :
- plats préparés ;
- sandwichs industriels ;
- pizzas ;
- soupes et sauces ;
- légumes en boîte ;
- biscottes et pains non levés ;
- biscuits d'apéritif ;
- charcuteries et salaisons ;

Il est primordial de savoir lire les étiquettes pour ne plus se laisser berner par la saveur d'un produit « agréable » au premier abord mais qui n'est en réalité que… la face cachée du sucre ajouté ! Les étiquettes fournissent en principe des informations importantes, il suffit de les décrypter.

La liste des ingrédients mentionne les types de sucres et l'étiquette nutritionnelle précise la teneur totale en sucres pour 100 g. On peut donc en déduire la quantité (exemple : glucides 20 g/100 g, dont 6 g de sucres).

[À titre d'exemple]

→ **Trop sucré ? Comment savoir ?**

En ce qui concerne les plats préparés, la plupart des spécialistes de la nutrition considèrent qu'un produit contenant 8 g de sucres pour 100 g est déjà un produit trop sucré pour notre organisme. Plus le taux de glucides est faible, mieux c'est pour notre santé.

Pour ce qui est des charcuteries, le sucre représente de 0,5 à 3 % du poids total. Il permet de rendre jambons et pâtés plus appétissants. Il compense l'amertume des produits préparés à base de foie, il empêche leur oxydation et il favorise la couleur rose des jambons et des saucissons. Bon appétit ! Dans la plupart des autres aliments, il sert essentiellement à corriger le goût. Et même s'il n'est ajouté qu'en faible quantité, l'addition est lourde pour notre pancréas en fin de journée !

Quels sont les risques pour notre santé ?

De nombreuses études[1] ont démontré que le sucre augmente le taux de triglycérides et de cholestérol, favorise le diabète, l'obésité, l'hypertension et les maladies cardio-vasculaires. Il participe au développement de certains cancers : côlon, sein, pancréas, estomac, utérus. Dans l'intestin, il attaque la flore bactérienne et affaiblit nos défenses immunitaires. Il favorise la fermentation intestinale et crée un milieu propice au développement des mycoses intestinales et des cellules cancéreuses. Il engendre un vieillissement prématuré de tous les tissus de l'organisme, y compris ceux de la peau.

L'Anses souhaiterait parvenir à faire baisser la consommation de sucres simples par jour de 20 %.

Trois scientifiques[2] de l'université de San Francisco en Californie affirment que la consommation excessive de sucre (en particulier de fructose) constitue une telle menace pour la santé publique qu'elle justifierait la mise en place de mesures similaires à celles prises afin de limiter la consommation de tabac et d'alcool.

SCOOP !

Manger du sucre favoriserait la… stupidité !

La consommation excessive de glucose-fructose ralentirait le cerveau en portant atteinte aux capacités de mémorisation et d'apprentissage. C'est ce qu'ont voulu montrer Fernando Gomez-Pinilla et Rahul Agrawal, chercheurs de l'université de Californie à Los Angeles (UCLA) en faisant une expérience sur deux groupes de rats.

Une solution sucrée leur a été donnée à boire, en remplacement de l'eau, pendant six semaines. L'un des deux groupes a reçu, en plus, des oméga-3, sous forme de DHA. Les deux groupes de rats avaient été exercés à retrouver la route d'un labyrinthe pendant quatre jours avant le début de l'expérience. Au bout de ces six semaines de traitement, le groupe qui avait reçu le sucre et le DHA retrouvait sa route très facilement. Celui qui n'avait bu que la solution sucrée (sans le DHA) retrouvait difficilement son chemin ! Ce second

1. M. B. Schultz *et al.*, « Sugar-sweetened beverages, weight gain, and incidence of type 2 diabetes in young and middle-age women », *Journal of the American Medical Association*, août 2004, vol. 292, n° 8, p. 927-934 ; T. T. Fung *et al.*, « Sweetened beverages consumption and risk of coronary heart disease in women », *American Journal of Clinical nutrition*, avril 2009, vol. 89, n° 4, p. 1037-1042.
2. Robert Lustig, Laura Schmidt et Claire Brindis.

groupe a parallèlement développé une résistance à l'insuline, l'hormone qui limite le taux de sucre dans le sang et qui permet de réguler les fonctions synaptiques du cerveau.
Les deux chercheurs avaient utilisé un mélange de sucres : du sucre de canne et du sirop de glucose-fructose. Ce dernier, bon marché, est largement utilisé par l'industrie alimentaire, dans les sodas, les condiments, les biscuits, les sauces et certains aliments pour bébé, pour son pouvoir sucrant, exhausteur de goût et conservateur – d'où l'importance de vérifier la composition des produits que l'on achète !
Ces chercheurs ont également précisé que les Américains consomment en moyenne 21,3 kg de sucre de canne par an et presque 16 kg de sirop de glucose-fructose, soit plus de 37 kg par an et par personne. Les Français en consomment 35 kg par an. C'est surtout le fructose du sirop de glucose-fructose qui serait responsable des troubles. Le fructose naturellement présent dans les fruits n'est pas incriminé car il contient beaucoup d'antioxydants.
Le DHA contrecarre l'effet néfaste du sucre sur le cerveau. Il garantit le bon fonctionnement des synapses du cerveau, transmetteurs de messages. Les chercheurs recommandent de consommer 1 g de DHA par jour, ou des aliments riches en oméga-3 (comme les sardines, le maquereau, les oléagineux tels les noisettes, les noix ou les graines de lin) qui favorisent la mémorisation et aident à l'apprentissage.

Quels sont les sucres les moins dévastateurs ?

Les meilleurs glucides

Les meilleurs glucides sont contenus dans :
- les légumes, car ils sont associés à des fibres, ralentissant leur digestion, et leur IG est plus bas ;
- les légumineuses en général (lentilles, pois, haricots, etc.) ;
- les céréales non raffinées, complètes ou semi-complètes (à consommer avec modération car elles contiennent du gluten) et certaines céréales dont l'IG est faible, comme le quinoa, l'orge, le sarrasin ou l'avoine (le millet est à consommer avec modération car son IG est élevé) ;
- les châtaignes, les patates douces (sauf les pommes de terre dont l'IG est très élevé) et autres tubercules comme l'igname.

Préférez les cuissons *al dente* pour ne pas élever l'IG des glucides.

N'AVALONS PAS N'IMPORTE QUOI !

Fuyez si vous voyez inscrit sur une étiquette l'un des sucres suivants :

Dextrose	Maltose
Fructose	Mélasse
Galactose	Miel (bas de gamme[1])
Glucose	Saccharose
Lactose	Sirop de glucose déshydraté
Malt	Sirop de glucose-fructose
Malt d'orge	Sirop de maïs
Maltodextrine	Sirop de malt

Les sucres à éviter

– Les sucres rapides (simples), notamment ceux contenant du fructose et du saccharose (sucre de table, confiseries, biscuits sucrés...).
– Les produits contenant de la farine raffinée : *cornflakes*, pain blanc, pâtes blanches...
– Les boissons sucrées : sodas, jus de fruit...
– Les aliments riches en amidon : pomme de terre, riz, maïs.
– Les miels bas de gamme.

[Ce qu'il faut retenir]

→ Comment se sevrer du sucre ?

– Augmentez la quantité de légumes et de glucides complexes (céréales, légumes secs...) de votre alimentation.
– Limitez le plus possible la consommation de produits industriels, riches en sucres cachés hautement nuisibles.
– Faites du sport ou de la méditation.

Si vous ne pouvez vous passer totalement de sucre :

– Optez pour le sucre roux complet non raffiné et arrêtez le sucre blanc raffiné.
– Remplacez votre dose de sucre par des fruits secs.
– Divisez progressivement par deux la dose de sucre que vous mettez habituellement dans vos desserts et boissons chaudes (thé, café).

1. Les miels bas de gamme sont loin d'être des miels purs : ils sont souvent mélangés avec des sirops de sucre industriels, dont on ne connaît pas l'origine exacte, si ce n'est qu'ils proviennent de l'Union européenne ou non.

Les protéines : *in* ou *out* ?

« Ce qui est viande pour l'un est poisson pour l'autre... » Proverbe akan

Qu'est-ce que les protéines ?

Les protéines, également appelées protides, sont, avec les glucides et les lipides, l'une des trois grandes familles de macronutriments. Elles ressemblent à de longues chaînes linéaires ou ramifiées, plus ou moins repliées sur elles-mêmes, organisées dans l'espace ou non.

Les protéines sont constituées d'acides aminés ayant différentes fonctions, dont la formation des muscles. Les acides aminés fonctionnent comme un carburant et contribuent à la croissance musculaire ainsi qu'à la récupération après l'effort. Certains peuvent être fabriqués par l'organisme et d'autres, appelés « acides aminés essentiels », ne peuvent être apportés que par l'alimentation.

On prend en compte la composition en acides aminés des protéines afin d'évaluer la qualité protéique de l'alimentation. Les protéines étant de grosses molécules, leur absorption est précédée d'une phase de digestion dont le but est de les couper en acides aminés libres et absorbables.

Quel est leur rôle ?

Les protéines sont essentielles à l'organisme et jouent différents rôles :
- structural (au niveau des muscles et de la peau) ;
- dans le processus de la réponse immunitaire (anticorps) ;
- dans le transport de l'oxygène dans l'organisme (hémoglobine) ;
- dans la digestion (enzymes digestives).

Les sources alimentaires de protéines

Les protéines d'origine animale sont riches en acides aminés indispensables. On les trouve essentiellement dans la viande, le poisson, les œufs, le lait et les produits laitiers. L'Anses considère que, dans l'état actuel des connaissances, des apports entre 0,83 et 2,2 g/kg/jour de protéines peuvent être considérés comme satisfaisant pour un individu adulte de moins de 60 ans.

Apports en protéines de l'alimentation[1]		
	Chez l'adulte	**Chez l'enfant**
Produits carnés (viande, volaille, charcuterie)	31 %	28 %
Produits laitiers	17 %	21 %
Fromages	9 %	10 %
Pains et produits de panification	11 %	7 %

Les protéines d'origine végétale : les aliments végétaux les plus riches en protéines sont les graines oléagineuses (amande, pistache, noisette, etc.), les légumineuses (haricot sec, pois chiche, fève, etc.), et les céréales.

Afin d'obtenir une alimentation équilibrée en acides aminés à partir de protéines végétales, il est recommandé d'associer des aliments de catégories différentes : par exemple des légumineuses (lentilles, fèves…) avec des céréales (maïs, blé, riz semi-complet, boulgour…).

Carence et surconsommation de protéines

Les carences sont très rares dans les pays occidentaux. Elles peuvent survenir en cas de malnutrition et ont de graves conséquences sur la santé. Les excès, en revanche, peuvent être un facteur de risque de cancer du côlon, notamment quand il s'agit de protéines animales. La dégradation des protéines en excès augmente l'excrétion urinaire de calcium, ce qui peut conduire à la formation de calculs rénaux et à l'apparition d'ostéoporose.

Or aujourd'hui, dans les pays occidentaux, nous consommons trop de protéines !

1. Étude INCA 2 de l'Anses (étude INCA 3 en cours).

INFO OU INTOX ?

La viande et les laitages ont de moins en moins la cote !

À force qu'on en abuse, le bœuf est devenu un vilain petit canard et le lait une véritable peau de vache pour notre organisme.
Deux études parues dans la revue *Cell Metabolism*[1] nous apportent de nouvelles informations, venant contrecarrer nos idées reçues sur l'importance de la consommation de viande et de laitages pour notre santé. Elles affirment qu'une alimentation riche en protéines animales favoriserait l'apparition de cancers et diminuerait de façon conséquente notre espérance de vie.
Une équipe de recherche italo-américaine a étudié la consommation de protéines de citoyens américains suivis durant près de vingt ans. Elle démontre que ceux qui consomment le plus de protéines animales ont quatre fois plus de risques de mourir d'un cancer que ceux qui ont une alimentation pauvre en protéines animales. Et de conclure : « Trop de protéines serait aussi dangereux pour la santé que la cigarette. »
Les protéines stimulent la production d'une molécule, IGF-1, importante pour la croissance mais favorisant également le développement des tumeurs (puisqu'elles « nourrissent » la tumeur)... La tendance s'inverse après 65 ans.
Les chercheurs précisent que ce sont uniquement les protéines d'origine animale qui engendrent des problèmes de santé.
Les recherches d'une équipe australienne ont confirmé ce scoop en précisant que des souris soumises à différents régimes ont montré une plus longue espérance de vie en consommant peu de protéines animales[2].
Par ailleurs, l'American Dietetic Association (ADA) précise que les protéines végétales peuvent à elles seules répondre aux besoins nutritionnels dans le cadre d'une alimentation végétale variée et si les besoins en énergie sont satisfaits. Ses recherches tendent à prouver qu'un assortiment d'aliments végétaux consommés au cours d'une journée peut apporter tous les acides aminés essentiels et assurer une absorption et une utilisation appropriées de l'azote chez les adultes en bonne santé, et qu'il n'est pas utile de consommer des protéines complémentaires lors d'un même repas.

1. M. E. Levine *et al.*, « Law protein intake is associated with a major reduction in IGF-1, cancer and overall mortality in the 65 and younger but not older population », *Cell Metabolism*, mars 2014, vol. 19, n° 3, p. 407-417.
2. S. M. Solon-Biet *et al.*, « The ratio of macronutrients, not caloric intake, dictates cardiometabolic health, aging, and longevity in ad libitum-fed mice », *Cell Metabolism*, mars 2014, vol. 19, n° 3, p. 418-430.

[Ce qu'il faut retenir]

→ Les végétaux les plus riches en protéines

Ce sont :
- les fruits oléagineux (noix, noisettes, amandes, noix de cajou, du Brésil, de pécan…) ;
- les légumineuses (lentilles, haricots secs, pois chiches, pois cassés…) ;
- les céréales complètes ;
- les graines (de courge, de sésame, de lin, de chanvre…).

Ainsi, au cours d'une journée, les 25 g de protéines apportés par un steak haché peuvent être remplacés par un plat de légumineuses, des céréales complètes, quelques graines, qui contiennent aussi les acides aminés nécessaires, le fer et beaucoup de vitamines, sans les graisses cachées de la plupart des viandes rouges !

INFO OU INTOX ?

L'effet coupe-faim des protéines

Les protéines sont souvent recommandées dans les régimes amaigrissants en raison de leur effet « coupe-faim ». En juillet 2012, l'équipe « nutrition et cerveau » de l'Inserm[1] est parvenue à expliquer les mécanismes biologiques responsables de cette faculté. Elle a démontré les réactions en chaîne provoquées par la digestion des protéines, qui permettent de délivrer au cerveau un message de satiété, qui perdure bien après le repas. Lorsque l'intestin ingère des protéines, il les fractionne sous forme de morceaux, des oligopeptides. Ceux-ci sont alors libérés dans la veine porte, qui relie l'intestin et le foie. L'information est alors transmise à l'hypothalamus, dans le cerveau, zone qui régule l'appétit. La sensation de satiété dure donc plus longtemps après un repas riche en protéines (viande, poisson, œufs, légumineuses).

INFO OU INTOX ?

Le mythe du « bon » petit déjeuner

Le petit déjeuner serait un repas essentiel pour la régulation de la faim durant la journée, surtout s'il est riche en protéines. Il ne serait pas recommandé de sauter le petit déjeuner au risque de réduire la quantité de dopamine produite par le cerveau, hormone dont le rôle est, entre autres, de contrôler la sensation de faim, ce qui limite donc les envies de grignotage. Qu'en est-il ?
Des chercheurs américains de l'université du Missouri ont fait une étude[2] sur des jeunes femmes âgées de 19 ans, dans le but de saisir et d'analyser les

1. Inserm : Institut national de la santé et de la recherche médicale.
2. H. J. Leidy *et al.*, « Effects of increased dietary protein at breakfast on appetite control and energy intake throughout the day in overweight "breakfast skipping" teen girls », *The FASEB Journal*, avril 2012, n° 26, p. 40-46.

comportements alimentaires et la tendance à se suralimenter en aliments sucrés et riches en matières grasses. Ils ont mesuré le niveau de dopamine des participantes à partir de leur taux d'acide homovanillique (HVA), principal composant de la dopamine, et analysé ce taux en fonction de la prise d'un petit déjeuner ou non. Leur conclusion est claire : prendre un petit déjeuner équilibré, riche en protéines, de bonne qualité nutritionnelle, est important. Ce repas permet de limiter les envies de sucré au cours de la journée.
Heither Leidy, professeur spécialisée dans la régulation de l'appétit à l'université du Missouri, explique : « Notre recherche a démontré que les personnes ressentent une importante baisse de fringales pour des aliments sucrés et gras lorsqu'elles ingèrent un bon petit déjeuner, riche en protéines. Quand ce repas est inexistant, les petits creux se multiplient au cours de la journée. »

MIEUX CONSOMMER, MIEUX MANGER

Le petit déjeuner à la française épinglé

Le petit déjeuner français classique est composé de pain, de croissants, de beurre, de confiture, de *cornflakes* dans un bol de lait, d'un jus d'orange... Tous ces aliments sont riches en glucides. À l'inverse, les pays anglo-saxons privilégient le fromage, les œufs, la viande, et commencent donc la journée avec une bonne dose de protéines.
Au petit déjeuner, il est conseillé de remplacer les glucides par des protéines et de limiter sa consommation de viande le soir (notamment la viande rouge, car elle contient de la tyrosine, un acide aminé qui agit comme un excitant).

En janvier 2003, le Dr Richard Wurtman, biologiste à l'institut de technologie du Massachusets (MIT), a comparé le petit déjeuner à base de glucides à celui à base de protéines[1]. Il a conclu que les glucides favorisent la somnolence en fin de matinée. En revanche, un petit déjeuner protéique permet de lutter contre les fringales et d'éviter le fameux « coup de pompe » de 10 heures.

Le principe est le suivant : ce que nous mangeons influence la production de deux messagers chimiques de notre cerveau, la sérotonine et la dopamine. La sérotonine régule l'humeur, le stress, le sommeil et

1. R. Wurtman, « Effects of normal meals rich in carbohydrates or proteins on plasma tryptophan and tyrosin ratios », *American Journal of Clinical Nutrition*, janvier 2003, vol. 77, n° 1, p. 128-132.

l'appétit. Un excès de sérotonine se caractérise par une baisse de la vigilance : c'est le fameux coup de pompe. En revanche, la dopamine stimule l'état d'alerte et la vivacité.

Une équipe de chercheurs hollandais a souhaité savoir, en février 2006, si le petit déjeuner protéique était davantage rassasiant que celui contenant des glucides[1]. Ils ont mesuré la sécrétion de ghréline, une hormone qui augmente l'appétit. En principe, lorsqu'on mange, le taux de ghréline dans notre corps baisse. Ce n'est que quelques heures après le repas qu'il remonte : la sensation de faim réapparaît à ce moment-là.

Le Dr Wendy Blom a donné à 15 hommes un échantillon de produit laitier additionné de glucides ou de protéines en guise de petit déjeuner. Ils ont constaté que le taux de ghréline met plus longtemps à remonter après un petit déjeuner composé de protéines. Ce dernier est par conséquent plus rassasiant.

Les viandes et leur impact sur notre santé

En ancien français, le terme « viande » s'apparentait plutôt à « nourriture ». *Vivenda*, en latin, signifie « ce qui sert à la vie ». Cette *carne*, cette chair animale, autrefois symbole de puissance vitale, est-elle devenue aujourd'hui tout l'opposé : un rempart à la survie humaine ? De nombreuses études le clament haut et fort.

Selon une méta-analyse[2] parue dans l'édition en ligne de *Neurology*, une alimentation suffisamment riche en protéines limiterait le risque d'accidents vasculaires cérébraux (AVC).

Les AVC sont la troisième cause de décès chez l'homme, après les cancers et les maladies cardiaques, et la première chez la femme. Les AVC sont également responsables de nombreuses incapacités. Ils sont provoqués par un arrêt de la circulation dans une partie du cerveau, dû à un caillot ou à une hémorragie. L'hypertension est un facteur supplémentaire de risque d'AVC.

---

1. W. A. M. Blom *et al.*, « Effects of a high-protein breakfast on the postprandial ghrelin response », *American Journal of Clinical Nutrition*, février 2006, vol. 83, n° 2, p. 211-220.
2. Z. Zhang *et al.*, « Quantitative analysis of dietary protein intake and stroke risk », publié le 11 juin 2014 sur : http://dx.doi.org/10.1212/WNL.0000000000000551.

Dans cette analyse, des chercheurs chinois ont sélectionné sept études portant sur la relation entre les protéines alimentaires et le risque d'AVC. Elles comprenaient un total de 254 489 participants suivis pendant une moyenne de quatorze ans. La conclusion est claire : les participants qui avaient mangé plus de protéines avaient 20 % de risques en moins de faire un AVC par rapport à ceux qui en mangeaient moins. Pour chaque augmentation de 20 g de protéines par jour, le risque d'AVC diminuait de 26 %.

Le risque d'AVC était plus important avec des protéines animales (notamment la viande rouge) qu'avec des protéines végétales. Selon cette analyse, la surconsommation de viande rouge serait en lien avec le risque d'AVC.

En effet, deux des études ont été établies au Japon, où la population consomme davantage de poisson. Et le poisson serait associé à une diminution du risque d'AVC.

Les viandes de boucherie

La règlementation dans le domaine de l'hygiène des aliments s'est vue refondue en 2006 afin de mettre en place une politique plus transparente en Europe. Cette règlementation vise une harmonisation du niveau de sécurité alimentaire des aliments en Europe. Elle impose les mêmes obligations à l'ensemble des acteurs de la chaîne alimentaire, depuis la production primaire, c'est-à-dire l'élevage, jusqu'à la remise au consommateur. D'autre part, elle a pour but d'optimiser les contrôles sanitaires.

Cet ensemble règlementaire relatif à toutes les denrées alimentaires concerne notamment la filière des viandes pour la vente desquelles il existe un cahier des charges bien précis. Ainsi, la vente de certains abats de bœuf, mouton et agneau est strictement règlementée depuis 1996, à la suite de l'épidémie de la « vache folle ».

Les viandes sont des aliments riches en protéines, qui contiennent du fer assimilable, mais ils peuvent être une source importante de lipides ou de graisses cachées. Il est donc recommandé de choisir les morceaux et/ou les viandes les plus maigres (moins riches en lipides saturés et en calories, voir encadrés pp. 43 à 48).

Fini le succès bœuf !

Si vous êtes un consommateur de viande rouge, il est important que vous sachiez que certains morceaux sont plus gras que d'autres. Toutefois, le moins gras des morceaux de bœuf sera tout de même plus riche en mauvaises graisses que le plus gras des morceaux de poulet ou de dinde !

MIEUX CONSOMMER, MIEUX MANGER

Bien choisir sa viande de boeuf

BŒUF	
Morceaux maigres	Aiguillette Aloyau Boule de macreuse Cœur Faux-filet Filet Foie Gîte Hampe Jarret Jumeau Paleron Rognons Rumsteck Surlonge Tende Tripes Viande de grison
Morceaux gras	Bavette Collier Flanchet Morceaux à pot-au-feu Onglet Tendron
Morceaux très gras	Basse côte Côte Entrecôte Plat de côtes Poitrine

VEAU	
Morceaux maigres	Bas carré Foie Jarret Longe ou filet Noix Noix pâtissière Quasi Rognon
Morceaux gras	Collier Côtes Crosse Épaule Tendron Tête de veau
Morceaux très gras	Flanchet Langue Poitrine

Ne soyons plus des moutons de Panurge !

Les moutons sont élevés pour leur viande, leur lait et la qualité de leur laine. Les principales races à viande sont localisées dans quatre régions : Poitou-Charentes, Limousin, Auvergne et Midi-Pyrénées. L'agneau de lait des Pyrénées et celui de Pauillac sont label Rouge. Les agneaux de l'Aveyron, du Bourdonnais, du Limousin, du Quercy sont AOP. Ces labels officiels sont gages de qualité : ils attestent d'un mode de production ou d'une origine bien déterminés des produits (voir chapitre sur les labels, p. 214).

Même si l'agneau contient surtout de l'acide stéarique, un acide gras saturé moins néfaste pour notre santé que ceux de la viande de bœuf, il n'en reste pas moins, tout comme le mouton, une viande à consommer avec modération, sa graisse pouvant jouer sur l'hypertension artérielle.

MIEUX CONSOMMER, MIEUX MANGER

Bien choisir sa viande d'agneau ou de mouton

Morceaux maigres	Foie Gigot dégraissé Rognons
Morceaux gras	Cervelle Côte seconde Épaule dégraissée Filet Gigot (non dégraissé) Selle
Morceaux très gras	Carré Collier ou collet Côte première Côtelette découverte Épaule (non dégraissée) Flanchet Merguez Poitrine

MIEUX ACHETER, MIEUX CONSOMMER

Viandes : la valse des étiquettes

Depuis le 13 décembre 2014, un arrêté pris par la Direction générale de la concurrence, de la consommation et de la répression des fraudes (DGCCRF) impose une nouvelle dénomination simplifiée sur les emballages. Elle concerne les morceaux préemballés de viande de bœuf, de veau, d'agneau, de mouton. En effet, les morceaux de viande vendus conditionnés en libre-service dans les grandes et moyennes surfaces sont classés de 1 à 3 étoiles en fonction de la qualité du morceau. L'objectif est de simplifier l'information du consommateur. Il est désormais permis de regrouper certains morceaux anatomiques de viande sous une même dénomination générique (steak, rôti, poitrine, grillade, escalope…) à la place du nom précis pas toujours connu du consommateur (collier, palette, araignée…). Quelques exceptions (comme l'entrecôte, le gigot, le faux-filet ou le rumsteck) figurent toujours sur les étiquettes.

Avec ce nouveau système, les industriels souhaitent voir remonter la cote de la viande, sa consommation étant en baisse depuis une vingtaine d'années, selon les chiffres du ministère de l'Agriculture[1].

CÔTÉ PRATIQUE

Conserver la viande

Il est préférable de conserver la viande fraîche au réfrigérateur (de 0 à 4 °C) dans son emballage d'origine. N'utilisez pas de boîte hermétique ni de papier aluminium, au risque de voir votre viande suinter et foncer. Vous pouvez la conserver deux ou trois jours maximum.
La viande hachée doit être consommée le plus vite possible (dans les trois jours) afin d'éviter la prolifération de bactéries.

Tout n'est pas bon dans le cochon

Les principales régions de production sont le Sud-Ouest, les Pays de la Loire, la Basse-Normandie et le Poitou-Charentes. Il est préférable de choisir les morceaux les plus maigres. En effet, le porc est plein de graisses cachées, notamment quand la couenne et les os sont mixés pour être inclus dans le jambon reconstitué (voir encadré p. 50) !

MIEUX CONSOMMER, MIEUX MANGER

Bien choisir sa viande de porc

Morceaux maigres	Bacon Cœur Dés de jambon Filet et filet mignon Foie Jambon cru ou cuit dégraissé Jambonneau Rognons Rôti dans le filet

1. *Ovins*, novembre 2014, n° 10-11.

Morceaux gras	Andouille Andouillette Ballotine Boudin blanc Coppa Épaule Fromage et pâté de tête Galantine Hure Longe Palette
Morceaux très gras	Boudin noir Carré de côte Cervelas Chorizo Échine Gorge Lard gras Lard maigre Lardons Mortadelle Pâtés Plat de côtes Poitrine Rillettes Saucisses Saucissons Tête Travers

Les abats : bons à abattre ?

Les abats représentent environ 15 % du poids vif d'un animal de boucherie (agneau, veau, bœuf et porc). Ce sont des produits très fragiles qui nécessitent une hygiène parfaite. Des contrôles sanitaires sont effectués par des vétérinaires. Le respect de la chaîne du froid est un critère très important. La taille, la texture et la saveur dépendent de l'espèce de l'animal.

Ils sont à consommer avec modération car ils sont plus riches en cholestérol et en plomb que la viande. Les abats favorisent la production d'acide urique chez l'homme, ce qui peut engendrer des crises de goutte. Surtout, ce sont des morceaux susceptibles de détenir une forte concentration de contaminants, comme les métaux lourds, le plomb, le cadmium et le mercure. Ils peuvent également contenir des pesticides, dioxines, furanes et autres polluants toxiques pour l'organisme. Alors, certes, les abats sont à la mode et on les trouve désormais sur certaines tables gastronomiques, mais attention à notre santé ! N'oublions pas que le rôle de ces organes est de purger les toxines du corps et d'en absorber les substances nocives, donc n'en consommons pas trop non plus !

MIEUX CONSOMMER, MIEUX MANGER

Bien choisir ses abats

Ils doivent avoir un aspect brillant, pas d'odeur particulière, la graisse entourant les rognons doit être ferme et blanche.

Volailles : arrêtons de nous faire plumer !

Les volailles domestiques sont : poulets (gallinacés), canards (palmipèdes), pigeons et cailles (gibier d'élevage). Le lapin n'est pas à proprement dit une « volaille » – il ne vole pas –, mais il est répertorié dans cette catégorie. Les volailles sont classées suivant la couleur de leur chair :

- volailles à chair blanche : poussin, coquelet, poulet, poule, poularde, chapon, coq, dinde, dindon, dindonneau ;
- volailles à chair brune : canard, oie, pintade, pintadeau, pigeon, caille.

MIEUX CONSOMMER, MIEUX MANGER

Bien choisir sa volaille

Morceaux maigres	Dinde (cuisse sans peau, escalope, rôti) Lapin Poulet (blancs)
Morceaux gras	Canard Pintade Poule
Morceaux très gras	Oie

Attention, il y a volaille et volaille. Toutes ne se valent pas : certaines frôlent le parfait naturel, tandis que d'autres sont bourrées d'hormones et d'antibiotiques…

Antibiotiques, hormones et médicaments cachés dans la viande industrielle

Excepté pour la viande biologique, les antibiotiques, les anti-inflammatoires, les bêtabloquants et les hormones de synthèse sont employés dans tous les élevages : bœufs, veaux, porcs, poulets… La surutilisation des antibiotiques et des médicaments est devenue une véritable menace pour la santé publique. De nombreux spécialistes parlent de situation « précatastrophique ». La liste des produits autorisés est très large et nous n'avons aucun recul sur l'effet cocktail de tous ces mélanges médicamenteux. Aucune étude n'a encore été menée sur la synergie de tous ces médicaments que les animaux avalent et que nous absorbons par leur intermédiaire.

Indépendamment du phénomène de l'antibiorésistance[1], l'ingestion de ces produits fait entrevoir bien d'autres dangers tels que l'augmentation des cas de maladies modernes comme Parkinson, Alzheimer, la sclérose en plaques, les cancers… Quant aux hormones de synthèse, elles imitent les hormones naturelles et désorientent les fonctions essentielles du corps humain comme la reproduction ou la différenciation sexuelle[2].

Tous ces produits, nocifs en surdose, passent dans le lait des animaux et sont donc présents dans les fromages, les yaourts, le beurre, la crème et tous les produits dérivés. D'où l'importance de consommer des produits laitiers et carnés certifiés biologiques, autant que cela est possible, surtout pour les jeunes enfants.

Attention à la charcuterie reconstituée !

En Europe, jusqu'en mai 2010, des protéines animales et des enzymes étaient utilisées dans la fabrication des viandes reconstituées : ces

1. Une résistance aux antibiotiques qui les rend inefficaces.
2. L'OMS précise que, en Europe, la plupart des antibiotiques sont destinés non pas à la médecine humaine mais à la médecine vétérinaire (source : *Tackling antibiotic resistance from a food safety perspective in Europe*, World Health Organization/OMS, 2011), et ce, en prévention, alors que ce n'est pas indispensable. Une étude présentée à la rencontre annuelle de l'American Society of Human Genetics en 2013 a précisé que, en mangeant de la viande rouge ou de la charcuterie, une personne sur trois serait affectée par un variant génétique, lequel augmenterait le risque de développer un cancer du côlon.

viandes pouvaient contenir de gros comme de petits morceaux de viandes liés entre eux par une sorte de « colle » extraite de plasma sanguin animal. La « colle à viande » était en fait une poudre d'enzymes lyophilisés capables de créer des liaisons entre deux protéines différentes. Bien que cette technique soit désormais interdite par la législation, les « jambons » de poulet, de dinde et de porc ne sont pas épargnés par les mixages et reconstitutions !

N'AVALONS PAS N'IMPORTE QUOI !

Du « jambon » à l'eau, au gras, aux produits chimiques

On trouve dans les supermarchés des « jambons » de poulet ou de dinde, mettant souvent en avant le fameux critère de la légèreté. Que faut-il en penser ? Ces « jambons » sont fabriqués à partir de filets et d'os de poulet (ou de dinde), marinés puis cuits dans un bouillon. Ils sont refroidis avant d'être tranchés. Tout comme les jambons de porc sous emballage, ils contiennent des additifs nocifs comme le sucre (souvent du dextrose de maïs, à hauteur de 3 % maximum pour les produits standard et de 1 % pour ceux de qualité supérieure), le nitrite de sodium (conservateur), les colorants (la couleur caramel, par exemple, est souvent ajoutée artificiellement pour donner un aspect grillé aux tranches). Certaines marques ont déjà été épinglées car, dans un pack de six tranches, l'eau et les additifs représentaient le poids d'une tranche entière, ce qui constitue une tromperie du consommateur avérée !

Les charcuteries tournent en eau de boudin

Le mot « charcuterie » désigne traditionnellement des préparations à base de viande de porc. Mais aujourd'hui, il fait référence à de nombreux produits *à base* de volaille, bœuf, veau, mouton…

Les charcuteries sont pour la plupart des produits de consommation complexe ou des viandes reconstituées. Elles contiennent souvent des ingrédients destinés à améliorer leur conservation, leur texture, leur goût ou même leur couleur. On peut parfois y trouver des huiles végétales, des épices, des graisses, du glucose, de la poudre de lait, de la farine de blé et de nombreux additifs tels que des conservateurs, des arômes, des stabilisants, des colorants.

Trois types d'additifs sont particulièrement épinglés :
– les nitrites et les nitrates ;
– le goût « fumé » ;
– les polyphosphates.

Les nitrites et les nitrates

Les sels nitrites et les nitrates sont souvent présents dans la composition des charcuteries. Ils sont ajoutés afin de donner à la viande de porc une couleur rose plus appétissante que la couleur grisâtre naturelle qu'elle prend dès lors qu'elle est salée, mais également en prévention de la bactérie *Clostridium botulinum*, responsable du botulisme (maladie neurologique grave). Il a été fixé une dose journalière admissible (DJA) pour les nitrites car ces composés peuvent entraîner la formation de nitrosamines, substances cancérigènes. (Voir aussi p. 149.)

Le goût « fumé »

Certaines charcuteries sont fumées. Les procédés traditionnels utilisés pour fumer les aliments, comme la combustion de copeaux de hêtre ou de pin, génèrent des composés cancérigènes, les hydrocarbures aromatiques polycycliques (HAP). Il vaut mieux ne pas abuser des charcuteries fumées car plusieurs études[1] tendent à prouver que les régions où on l'on consomme beaucoup de produits fumés comptent un nombre de cancers digestifs plus élevé.

Les polyphosphates

Ils sont utilisés par les industriels afin d'accroître les capacités d'hydratation et de rétention de l'eau des protéines des viandes à charcuterie. Ils permettent d'obtenir une meilleure tenue des produits au moment de la coupe et retardent le rancissement. Une viande additionnée de polyphosphates contient plus d'eau et, par conséquent, moins de viande.

---

1. N. M. Bastide *et al.*, « Heme iron from meat and risk of colorectal cancer: a meta-analysis and a review of the mechanisms involved », *Cancer Prevention Research*, février 2011, vol. 4, n° 2, p. 177-184 ; International Agency for Research on Cancer, *Ingested nitrate and nitrite and cyanobacterial peptide toxins*, IARC Monographs on the Evaluation of Carcinogenic Risks to Humans, vol. 94, 2010.

Les différentes qualités de jambon

Le jambon est la cuisse entière d'un animal (généralement du porc) destinée à être préparée crue ou cuite. Celle-ci est désossée, parée, dégraissée et découennée avant d'être déposée dans un bain de saumure. Elle peut être moulée avant cuisson puis refroidie. Le jambon est ensuite conditionné entier ou tranché. Les seuls ingrédients autorisés dans les jambons sont, selon les recettes, les sucres, les aromates, les épices, les vins, alcools et liqueurs, et les condiments. Quant aux additifs, ils sont nombreux : conservateurs (nitrites et nitrates), antioxydants, polyphosphates et exhausteurs de goût.

Le jambon fournit des protéines mais il est considéré comme une viande grasse. Il contient de nombreux additifs, non sans conséquence sur notre santé. Il vaut mieux consommer un jambon sans phosphates, donc de qualité supérieure, et le choisir allégé en graisses, comme le jambon dit DD (découenné et dégraissé) car il contient alors beaucoup moins de lipides. Les jambons à l'os et d'York se dégraissent plus aisément car les graisses sont essentiellement localisées autour des tranches.

MIEUX CONSOMMER, MIEUX MANGER

Bien choisir son jambon

Qualité	Avantages	Risques	Produits
Jambon cuit supérieur	Ne contient pas de gélifiant ni de polyphosphates…	… mais peut tout de même cacher des glucoses ajoutés, des conservateurs, des arômes et des antioxydants.	Jambons cuits à l'os, au torchon, au bouillon ou à l'ancienne. Jambon cuit braisé. Jambon cuit certifié label Rouge.
Jambon cuit « choix »	Sans gélifiant.	Avec ou sans polyphosphates.	
Jambon cuit standard		Contient des gélifiants et des polyphosphates.	Toujours désossé et moulé.

ALIMENTATION DU FUTUR

Les brochettes de scarabée, c'est pour quand ?

L'Anses a publié un avis en avril 2015 concernant les dangers potentiels de la consommation d'insectes.

Si les insectes ont un certain succès auprès des marques qui souhaiteraient les mettre dans nos assiettes, l'Anses s'interroge sur les dangers potentiels d'une telle consommation en Europe.

Les adeptes revendiquent, entre autres, certaines qualités comme leur richesse en protéine et leur rapidité de reproduction. Quant à l'Anses, elle met en garde sur l'absence d'études sur la sécurité sanitaire des insectes destinés à l'alimentation humaine ou animale. Le responsable de l'évaluation des risques biologiques dans les aliments, Stéphane Larreché, précise qu'il reste encore beaucoup à faire en matière de microbiologie et de parasitologie, et qu'il manque une étude de virologie. L'un des grands dangers est celui des allergies. Alors, sauterelles surgelées, araignées déshydratées, pucerons sous vide en sachet, fourmis toastées, ou caviar de guêpes… il y a encore du travail avant de les voir, peut-être un jour, dans nos assiettes !

[Ce qu'il faut retenir]

→ Une juste consommation de protéines

- Privilégiez les viandes issues de l'agriculture biologique, certifiées AB. Cela vous épargnera d'avaler des doses importantes d'hormones et d'antibiotiques accumulées dans les chairs et les tissus des viandes provenant de l'agriculture conventionnelle.
- Ne consommez pas de viande quotidiennement, surtout la viande rouge, qui contient des graisses cachées pouvant augmenter le risque de maladies cardio-vasculaires.
- Choisissez plutôt les morceaux les plus maigres (voir tableaux p. 43 à 48).
- Évitez de manger des abats car ils sont plus pollués que la viande elle-même, entre autres en plomb et métaux lourds.
- Lisez bien les étiquettes des tranches de jambon de porc, de dinde ou de poulet vendus sous emballage : vous serez étonné ! Plus d'additifs chimiques et d'eau que de viande ! À fuir !
- Évitez la charcuterie, le plus souvent chargée en nitrates, nitrites, arômes artificiels, polyphosphates, etc. Si c'est vraiment votre péché mignon, réservez-la aux grandes occasions !
- Variez vos petits déjeuners : consommez un peu de protéines à la place de produits sucrés. Cela vous calera davantage et vous évitera le fameux pic de glycémie de 10 heures, avec le ventre qui gargouille en pleine réunion…
- Privilégiez les protéines d'origine végétale, comme les céréales, les graines oléagineuses et les légumineuses.

Bon ou toxique ? Arrêtons de noyer le poisson !

« N'offre pas un poisson à ton ami, mais apprends-lui à pêcher. »
Proverbe chinois

Nous connaissons tous l'expression « noyer le poisson », qui signifie embrouiller quelqu'un, l'étourdir par un flot de paroles, dans le but de le faire céder ou de l'éloigner du sujet principal. Face à la masse d'informations contradictoires concernant le poisson (certaines vantant leur valeur nutritionnelle et d'autres dénonçant leur taux de toxicité), il était temps de remettre un peu d'ordre afin de ne plus se faire traiter comme du poisson pourri quand on a cru bien faire en achetant une grosse tranche de saumon fumé d'élevage non bio… Alors que faire et comment choisir *le* bon poisson ?

Le poisson ne nous rend peut-être pas intelligent à 100 %, mais il a du bon. Sa valeur nutritionnelle est souvent excellente car il est une source substancielle de protéines et de nutriments bénéfiques, comme les acides gras polyinsaturés, l'iode, les vitamines A et D, sans oublier le phosphore. Ces atouts priment-ils sur les inconvénients inhérents aux polluants qu'il contient ?

Les vrais bénéfices santé du poisson

• Une source importante de protéines
Comme la viande, le poisson est une source de protéines complètes car il contient l'ensemble des acides aminés, y compris les huit acides aminés essentiels (AAE), c'est-à-dire ceux que l'organisme ne peut pas synthétiser. Il est donc recommandé d'en consommer régulièrement, mais dans des proportions raisonnables, comme nous le verrons plus loin.

En fonction des espèces, la proportion de protéines dans le poisson est équivalente ou légèrement inférieure à celle de la viande. La digestion des protéines engendre la formation de déchets, pour la plupart acides. Ces résidus, particulièrement les purines, sont dégradés en acide urique et éliminés en grande partie par les reins, participant donc à l'acidification de l'organisme. L'acide urique, s'il n'est pas bien évacué, risque de produire des cristaux pouvant générer des calculs rénaux, de l'arthrite, des crises de goutte, etc. C'est la raison pour laquelle il vaut mieux ne pas abuser des protéines animales d'une manière générale et privilégier les protéines végétales, mieux assimilées par l'organisme.

MIEUX CONSOMMER, MIEUX MANGER

Bien choisir son poisson : plus d'oméga-3 dans votre assiette

Teneur en lipides	**Teneur en oméga-3 à longue chaîne** (EPA et DHA)	**Espèces de poissons**
Poissons maigres Teneur < à 2 %	Faible teneur (0,3 g/100 g)	Baudroie ou lotte Cabillaud Carrelet ou plie Colin ou lieu noir Julienne Limande Merlan Merlu Raie Sole Thon (conserve)
Poissons gras Teneur > à 2 %	Teneur moyenne (1,4 g/100 g)	Anchois Bar ou loup Brochet Dorade Éperlan Flétan Pilchard Rouget Truite Turbot
	Forte teneur (3 g/100 g)	Hareng Maquereau Sardine Saumon Truite fumée

Les poissons gras sont tout de même moins chargés en lipides que la viande.

• Une diversité d'oligoéléments et de vitamines

Le poisson contient aussi des oligoéléments et des vitamines ; au total, plus de 60 nutriments différents, qu'il serait dommage d'omettre :

– des minéraux, tels que le potassium, le phosphore (10 à 15 fois plus que dans la viande), le zinc, le cuivre et le fer ;
– des oligoéléments : du fluor, du sélénium, du magnésium, de l'iode ;
– des vitamines : en particulier celles du groupe B (B3 dans le thon, B6 et B12 dans le hareng), de la vitamine A dans les poissons à chair grasse ou demi-grasse comme le maquereau, et de la vitamine D… Notons que le poisson est pauvre en vitamine C.

La vitamine D est synthétisée par la peau à partir des rayons solaires, mais elle est aussi apportée par quelques rares aliments, dont les poissons font partie, en particulier les poissons gras :

– saumon sauvage (26 mg/100 g) ;
– thon rouge (23 mg/100 g) ;
– hareng (9,4 mg/100 g) ;
– espadon (20 mg/100 g).

Avec l'iode, la vitamine D est propice au bon fonctionnement de la glande thyroïde.

Du poisson, oui, mais sous quelle forme ?

• Le poisson frais

Sa durée de conservation est limitée. Mieux vaut donc le consommer le jour de l'achat, ou dans les 48 heures au maximum. En se décomposant, le poisson produit de la triméthylamine, qui engendre son odeur particulière, ainsi que de l'ammoniac et de l'histamine. Les personnes allergiques doivent être très attentives à la fraîcheur du poisson !

Le poisson ne tolère pas la chaleur excessive, comme celle du four. Pour une cuisson à cœur (55 °C), préférez-le poché ou à la vapeur. Ou encore, faites-le « cuire » dans une marinade acidulée, à base de citron par exemple.

MIEUX CONSOMMER, MIEUX MANGER

Évitez de faire frire le poisson

La friture détruit les nutriments, notamment les oméga-3, lesquels résistent mal aux hautes températures et aux cuissons longues.

• Le poisson surgelé

La plupart du temps, il est surgelé directement sur le bateau de pêche, ce qui lui garantit une fraîcheur irréprochable. Sa teneur en nutriments reste quasiment identique à celle du poisson frais.

• Le poisson en conserve

Le poisson subit un traitement thermique avant d'être mis en conserve, ce qui peut modifier quelque peu son goût et sa texture. Les vitamines peuvent être également altérées. En revanche, les acides gras et les minéraux restent quasiment intacts.

MIEUX CONSOMMER, MIEUX MANGER

Le poisson en conserve

Préférez les conserves au naturel, à l'huile d'olive ou de colza. Le mieux est de choisir des contenants en verre plutôt qu'en métal, pour éviter que le poisson n'absorbe l'aluminium qu'il contient. Certaines marques en commercialisent.

• Le poisson fumé

La teneur en sel des poissons fumés est plus que conséquente : 1 g/100 g pour le saumon et 0,81 g/100 g pour la truite. Ils contiennent toujours des oméga-3 mais en moindre quantité que les poissons frais ou surgelés.

MIEUX CONSOMMER, MIEUX MANGER

Les produits fumés

Le processus de fumaison peut entraîner la formation de substances cancérigènes. Il est donc recommandé de ne consommer qu'occasionnellement des produits fumés, de préférence de fabrication artisanale et biologique (voir On est cuits !, p. 192).

• Le poisson cru

Le poisson cru s'est fait une place de choix dans nos assiettes, surtout depuis les années 1990, avec le succès des sushis, sashimis, makis, tartares et carpaccios. Ces mets font désormais partie de nos habitudes alimentaires et on les assimile souvent à des aliments équilibrés et légers.

Le poisson cru est certes un aliment sain, qui fait partie de l'alimentation traditionnelle de peuples insulaires, comme au Japon, en Polynésie, à

Hawaï, aux Philippines, ainsi qu'en Amérique du Sud et en Finlande. Il est néanmoins nécessaire d'être particulièrement vigilant car le consommer cru peut comporter des risques. En raison de sa fragilité, il est impératif d'être attentif aux conditions d'hygiène et de conservation. Sa fraîcheur doit être irréprochable. Cependant, même si c'est le cas, les femmes enceintes et les enfants devraient éviter d'en consommer car le poisson cru risque d'être contaminé par certaines bactéries ou parasites, lesquels sont détruits par une simple cuisson.

MIEUX CONSOMMER, MIEUX MANGER

Avant de consommer du poisson cru

Coupez-le en tranches fines afin de vous assurer de sa bonne qualité et congelez-le au minimum à -18 °C pendant sept jours – c'est la seule façon d'éradiquer les parasites.

Les polluants dans le poisson

Les poissons sont une source majeure de PCB[1], de dioxines, de méthylmercure et d'encore d'autres polluants… Alors, dans l'affaire oméga-3 *vs* polluants persistants : le bénéfice du doute ou l'amour du risque ?

MIEUX CONSOMMER, MIEUX MANGER

Le poisson
Deux fois ça va, trois fois… bonjour les dégats !

L'Anses recommande de consommer deux portions de poisson par semaine maximum. Elle précise que sur les deux portions recommandées, il est préférable de ne consommer qu'une seule portion de poisson gras (saumon, sardines, maquereau, hareng ou truite).
C'est la conclusion du juste équilibre entre nos besoins nutritifs et les risques de contamination au mercure ou aux PCB.

L'Anses émet de sérieuses réserves sur la consommation de plusieurs espèces de poissons d'eau douce et de mer, en particulier pour les populations les plus à risque, comme les femmes enceintes ou les jeunes enfants (voir tableau page suivante).

1. PCB : polychlorobiphényles, isolants utilisés dans l'industrie.

De nombreux experts s'inquiètent en effet de l'aggravation de la pollution des eaux de mer et des rivières par des produits toxiques allant des hydrocarbures aux métaux lourds. Une étude[1] publiée juste avant l'adoption d'une convention internationale sur le mercure a précisé que la déforestation dans le monde s'est traduite par un déversement dans les lacs et les rivières de quelque 260 tonnes de mercure auparavant retenus dans les sols, tandis que les quantités de mercure présentes dans les 100 premiers mètres de profondeur des océans ont doublé en cent ans.

Poissons concentrant le moins de polluants	Poissons concentrant le plus de polluants
Anchois	Espadon
Hareng	Lotte
Maquereau	Marlin
Sardine	Raie
Truite arc-en-ciel	Thon

MIEUX CONSOMMER, MIEUX MANGER

Quels poissons dans notre assiette ?

Afin d'obtenir une « couverture optimale » des besoins en nutriments, tout en limitant les risques de contamination par le poisson, l'Anses recommande simplement de « varier les espèces et les lieux d'approvisionnement dans le cadre d'une alimentation diversifiée ».

Pour couvrir nos besoins en oméga-3, on peut compléter sa consommation modérée de poissons bien choisis par des huiles végétales riches en oméga-3 (et délicieuses, de surcroît), comme les huiles d'olive, de colza, de noix ou de cameline, voire par des compléments alimentaires (EPA et DHA).

• Les poissons d'eau douce : vigilance

L'Anses invite cependant à la vigilance quant à la consommation de poissons d'eau douce, car ce sont des poissons bioaccumulateurs (ils ont une propension à absorber et concentrer les substances chimiques présentes dans leur environnement). Parmi eux : les anguilles, le barbeau, la brème, la carpe, la silure.

L'Anses recommande donc de limiter leur consommation à deux fois par mois. Ce taux est réduit à une fois tous les deux mois pour les

1. *Global Mercury Assessment 2013: Sources, Emissions, Releases and Environmental Transport*, Unep Chemicals Branch, DTIE, janvier 2013.

femmes en âge de procréer, enceintes ou allaitantes, ainsi que pour les enfants de moins de trois ans, les fillettes et les adolescentes.

• Les prédateurs sauvages : dans le collimateur des toxicologues

Les femmes enceintes ou allaitantes, ainsi que les jeunes enfants sont également invités à limiter leur consommation de poissons prédateurs sauvages (lotte, loup ou bar, bonite, grenadier, flétan, brochet, dorade, raie, sabre, thon, espadon, marlin, siki, requin), en raison d'un risque lié au mercure.

INFO OU INTOX ?

Poissons d'élevage *vs* poissons sauvages

Les poissons d'élevage concentrent parfois moins de mercure que les poissons sauvages, mais ils contiennent indéniablement beaucoup plus de PCB et de dioxines que les poissons sauvages. Alors que choisir ?
Une bonne alternative consiste à privilégier les poissons labellisés bio : ce sont des poissons d'élevage, nourris sans OGM (voir chapitre sur les OGM, p. 124), élevés dans des zones faiblement exposées aux risques de pollution, dans une eau de première qualité. Les taux en résidus de dioxine et en PCB sont contrôlés.

N'AVALONS PAS N'IMPORTE QUOI !

Les dangers du panga

Le panga est un poisson présent depuis les années 2000 dans les supermarchés. Il est vendu sous la forme de filets décongelés à l'étal ou en barquettes. On le trouve même désormais à la carte de certains restaurants.
C'est un poisson d'eau douce provenant du delta du Mékong, à chair blanche, sans goût prononcé, sans arrêtes. Deux fois moins cher que le filet de sole ou de cabillaud, il rencontre un certain succès auprès des consommateurs, mais ses conditions d'élevage et d'importation suscitent une vive polémique : ce poisson provient d'une culture industrielle intensive au Vietnam et certains affirment qu'il contiendrait un nombre de produits chimiques à couper l'appétit…
Il est élevé dans des casiers en eau douce ou dans des bassins. Sa croissance est rapide puisqu'il atteint sa taille de commercialisation au bout de six à neuf mois. Son élevage est très critiqué : il utiliserait des polluants et ne respecterait pas les conditions d'éthique.

L'association Santé environnement France (Asef) précise même que pour stimuler les femelles à la ponte des œufs, les éleveurs leur injectent de l'urine déshydratée de femmes enceintes, contenant une hormone permettant de déclencher l'accouchement.
Le Vietnam a annoncé qu'il allait fixer des conditions précises pour que ces élevages soient certifiés – ce qui rassurera le consommateur.

N'AVALONS PAS N'IMPORTE QUOI !

Les poissons de la mer Baltique... hautement toxiques

La mer Baltique est fortement polluée par diverses substances, dont les dioxines et les PCB. À titre d'exemple, le hareng de la mer Baltique contient en moyenne 3,5 fois plus de dioxines et de composés de type dioxine qu'un hareng provenant d'une autre mer.
En conséquence, il est recommandé par l'Efsa[1] de consommer au maximum une portion de poisson balte au maximum par semaine. Des recommandations spécifiques ont été faites au niveau national, notamment en Suède et en Finlande, particulièrement à l'égard des femmes, car ce type de polluants subsiste longtemps dans l'organisme et peut avoir des effets sur la concentration présente dans le corps féminin pendant la grossesse et l'allaitement.

• Le retour des farines animales pour les poissons d'élevage

Depuis le 1er juin 2013, la Commission européenne a voté le retour des farines animales dans l'alimentation des poissons d'élevage. Ces derniers peuvent donc être nourris avec des protéines animales transformées, appelées « PAT » en Europe. Ces farines sont issues de morceaux de porc et de volaille. L'argument avancé par la Commission est l'amélioration de la durabilité du secteur de l'aquaculture : auparavant les poissons d'élevage étaient nourris avec des farines de poissons pêchés en mer, ressource rare et peu durable. En effet, il faut trois ou quatre kilos de poissons sauvages pour produire un kilo de poissons d'élevage, d'où la réintroduction des farines animales.

Cette décision choque l'opinion publique car elle fait écho au dossier de la maladie de la vache folle, véritable scandale sanitaire des années 1990 ayant entraîné de nombreux décès, directement liés à l'ingestion de viande bovine ayant été nourrie avec des farines animales. À la suite

1. Efsa : Autorité européenne de sécurité des aliments.

de cette maladie, également appelée « encéphalopathie spongiforme bovine » (ESB), l'utilisation des farines animales pour les ruminants avait été prohibée au sein de l'Union européenne en 1997. L'interdiction avait été étendue en 2001 aux aliments destinés à tous les animaux de consommation, dont les poissons.

INFO OU INTOX ?

Faut-il arrêter le saumon ?

En Europe, les saumons commercialisés proviennent de poissons élevés en Norvège, Irlande ou Écosse. Leur qualité ne dépend pas spécifiquement de la provenance mais des conditions d'élevage (intensif ou pas) et de la transformation du poisson (salage, séchage, fumage).
Il serait plus qu'opportun de créer un label officiel « sans farines animales » afin d'informer clairement le consommateur… La France a, quant à elle, affirmé qu'elle ne réintroduirait pas les farines animales dans l'alimentation des poissons d'élevage. En attendant, il est préférable de le manger bio.

• *Quid* des « produits de la mer » de supermarché ?
La CLCV (Association nationale de défense des consommateurs et usagers) a mené une enquête sur les poissons et les produits de la mer, notamment sur les plats préparés en contenant. Elle a étudié les étiquettes de 70 produits à base de poisson (parmentiers, panés, brandades, croquettes, nuggets, rillettes, surimis, soupes et plats cuisinés) issus de grandes marques et de marques de distributeurs. Pour la majorité d'entre eux, les informations mentionnées sur les étiquettes sont encore très imprécises, tout comme les espèces utilisées, ou encore le pourcentage exact de poisson contenu dans chaque préparation.

Cette étude indique que la plupart des produits, pour 80 % d'entre eux, ne sont pas faits à partir de filets de poisson mais plutôt de « chair » ou de « pulpe » de poisson. Ces chairs et pulpes ne sont pas des filets broyés mais peuvent contenir des chutes de filetage, desquelles ont été retirés tous les morceaux nobles (filet, darne, baron) et auxquelles s'ajoutent des arêtes, de la peau, le tout mixé dans des broyeurs à très forte pression. La teneur en poisson est souvent inférieure à 30 % et les préparations sont enrichies d'agents texturants, tels que l'amidon ou les glycérides d'acides gras, de matière grasse ou d'eau.

Ces produits seraient ainsi de qualité très médiocre sans pour autant être dangereux pour la santé, alors qu'il n'existe aucun cadre réglementaire ou normatif précisant les procédés d'obtention de ces ingrédients. Il serait donc souhaitable de clarifier les règles d'étiquetage quant à l'ensemble des produits transformés à base de poisson. En attendant, il convient d'éviter d'en consommer, surtout en ce qui concerne les femmes enceintes et les jeunes enfants.

[Ce qu'il faut retenir]

→ **Sur le poisson**

- L'Anses recommande de consommer deux portions de poisson maximum par semaine (un poisson maigre et un poisson gras) pour un juste équilibre entre les bénéfices nutritionnels et les risques de contamination au mercure et aux PCB.
- Variez les espèces de poissons afin de profiter au maximum de leurs bénéfices nutritionnels.
- Évitez de faire frire le poisson.
- Ne consommez du poisson fumé qu'occasionnellement, car le processus de fumaison peut entraîner la formation de substances cancérigènes, et optez pour de l'artisanal et du biologique.
- Si vous choisissez du poisson d'élevage, privilégiez la filière bio afin d'éviter de subir les conséquences de la réintégration des farines animales dans l'alimentation des poissons des élevages industriels.
- Optez pour de la qualité, à savoir plutôt des grandes marques et pas de premiers prix, surtout pour le saumon fumé.

Les œufs : pour ne plus avoir la chair de poule

Des œufs, on n'en mange pas seulement à Pâques, et pour cause. Ils sont délicieux et hautement symboliques. Un dicton français nous recommande de ne pas mettre « tous ses œufs dans le même panier ». À l'inverse, nous recommandons de mettre dans notre panier des œufs de provenances différentes car aucun œuf ne ressemble à un autre.

Il faut faire preuve de prudence en lisant les étiquettes – l'expression « marcher sur des œufs » prend ici tout son sens… En comprenant la signification des numéros et des lettres imprimés sur les coquilles, vous pourrez faire un choix alimentaire en toute connaissance de cause.

Le marquage des œufs : des chiffres et des lettres

Depuis 2005, le codage est obligatoire pour tous les œufs vendus en dehors de leur exploitation[1]. À quoi servent les chiffres et les lettres

1. Règlement (CE) n° 589/2008 du 23 juin 2008.

inscrits sur les coquilles ? Quelles sont les conditions dans lesquelles les œufs sont produits ? Comment sont traitées les poules pondeuses ? Âmes sensibles s'abstenir…

1 FR XXX 00

- Le premier chiffre, de 0 à 3, permet d'identifier le mode d'élevage (voir le tableau ci-dessous) ;
- les deux lettres qui suivent correspondent au pays d'origine du produit (FR pour France) ;
- les lettres et les chiffres terminant le code fournissent des renseignements sur le producteur et l'établissement de la ponte.

MIEUX ACHETER, MIEUX CONSOMMER

Les différents modes d'élevage des œufs

Catégorie	Type d'œufs	Ce qu'il faut savoir
0	Œufs biologiques	C'est le mode d'élevage le plus respectueux de l'animal, de l'environnement, et donc de notre santé. – Chaque poule dispose d'un espace extérieur de 4 m^2 minimum. – À l'intérieur, elles ne sont que 6 par m^2. – Le cheptel est limité à 3 000 têtes. – Leur nourriture est à 90 % biologique.
1	Œufs de poules élevées en plein air	– Chaque poule dispose d'un espace extérieur de 4 m^2 minimum. – À l'intérieur, elles sont 9 par m^2. – Aussi choquant que cela puisse paraître, leur alimentation n'est pas réglementée, ni la taille de l'élevage.

1 label Rouge	Œufs de poules élevées en plein air	– Chaque volaille dispose de 5 m² à l'extérieur. – Elles sont au maximum 9 par m² à l'intérieur. – L'alimentation est 100 % végétale, minérale et vitaminée. – La taille de l'élevage est limitée à 6 000 poules par bâtiment.
2	Œufs de poules élevées au sol	Les conditions de vie sont très difficiles pour les poules. – Elles sont 9 par m². – Elles vivent sous une lumière artificielle et ne voient jamais la lumière du jour. – On leur coupe le bec pour éviter qu'elles ne se blessent entre elles. – Aucune réglementation concernant l'alimentation et la taille de l'élevage.
3	Œufs de poules élevées en cage	Les conditions de vie des volailles élevées en batterie sont aussi révoltantes et horrifiantes que pour la catégorie 2. De plus, elles peuvent être entassées jusqu'à… 18 poules par m² !

[Des œufs engagés]

→ La filière Bleu-Blanc-Cœur

Cette marque privée est gérée par une association regroupant des professionnels de l'alimentation animale, de la distribution et de l'élevage, qui conçoivent des produits issus de la « filière lin ». Le lin étant riche en oméga-3, ils complètent l'alimentation des animaux avec du lin. La viande, les laitages et les œufs issus de la filière Bleu-Blanc-Cœur sont donc plus riches en oméga-3. L'association a établi des cahiers des charges dotés d'obligations de moyens et de résultats. Un comité de contrôle interne gère le bon fonctionnement de la filière. Un organisme tiers est chargé d'examiner et de certifier les inspections. Depuis novembre 2008, l'association a signé une charte d'engagements nutritionnels avec l'État.

La fraîcheur des œufs

Tous les œufs sont dits frais jusqu'à 28 jours après leur ponte, et extra-frais quand ils ont été pondus il y a moins de 9 jours.

N'AVALONS PAS N'IMPORTE QUOI !

Œufs frais de nos campagnes... marketing !

Les mentions « œufs de ferme » et « œufs frais de nos campagnes » sont fantaisistes et n'ont absolument aucune valeur. Elles ne sont là que pour donner l'illusion de consommer du naturel ! Ne soyez pas dupe de ces allégations marketing trompeuses.

CÔTÉ PRATIQUE

Conserver les œufs

– On peut conserver les œufs pendant environ un mois à partir du jour de ponte. Ce délai est légalement fixé à 28 jours. Il est recommandé de les conserver au frais et à l'abri de la lumière afin de garder leur fraîcheur et limiter le risque de salmonelles. Les œufs perdent plus de fraîcheur en un jour à température ambiante qu'en une semaine au réfrigérateur.
– Conservez les œufs dans leur contenant d'origine car ce dernier les protège et prévient l'absorption, par les milliers de petits pores de la coquille, des odeurs et des arômes forts dégagés par les autres aliments présents dans le réfrigérateur.
– Conservez les œufs sur les tablettes centrales du réfrigérateur et non à l'intérieur de la porte comme cela est largement répandu. À l'intérieur du réfrigérateur, la température est plus fraîche et constante, alors que, dans la porte, elle varie en fonction des mouvements d'ouverture et de fermeture.
– Il est également préférable d'entreposer les œufs en plaçant la plus grosse extrémité vers le haut, tels qu'ils sont placés dans leur contenant d'origine : cette position permet de maintenir le jaune bien centré.
– Conserver le blanc longtemps au réfrigérateur ne pose pas de problème s'il entre ensuite dans une préparation qui va cuire.

Peut-on congeler les œufs ?
Oui, c'est possible, à condition de casser la coquille et de les mettre dans un contenant hermétique. Vous pouvez séparer le jaune du blanc en fonction de l'utilisation ultérieure que vous projetez d'en faire. (Pour les jaunes, il faut les battre avec une pincée de sel ou de sucre.)

Comment contrôler la fraîcheur d'un œuf ?
Placez l'œuf dans un bol rempli d'eau salée. S'il tombe au fond du bol, l'œuf est frais. S'il flotte à la surface, il n'est pas frais.

Comment différencier un œuf cru d'un œuf dur
Faites tourner l'œuf sur lui-même : un œuf cuit va tournoyer rapidement, tandis qu'un œuf cru va s'arrêter rapidement de tourner.

Il y a du sang dans l'œuf : est-il fécondé ?
Au moment de la production de l'œuf, il arrive quelquefois qu'un petit vaisseau sanguin se fissure dans les ovaires de la poule, ce qui explique la présence d'une goutte de sang dans l'œuf. L'œuf n'a pas pour autant été fécondé.

Pourquoi la coquille de certains œufs est-elle blanche ou pigmentée ?
La blancheur résulte d'une caractéristique génétique de certaines poules, due à la présence d'une molécule appelée porphyrine ; la pigmentation résulte du zinc présent dans la cuticule à la surface de la coquille. La différence de couleur ne modifie pas les qualités nutritionnelles de l'œuf.

[Ce qu'il faut retenir]

➔ La « preuve par n'œuf »

Il est important de consommer des œufs dont le code commence par un 0, donc certifiés biologiques. C'est le top des œufs : sans polluants, et avec un maximum de bénéfices nutritionnels !

Les fibres alimentaires : l'atout antipollution

Qu'est-ce que les fibres ?

Les fibres alimentaires sont des substances d'origine végétale, qui appartiennent à la famille des glucides, indispensables au bon fonctionnement de l'intestin bien qu'elles ne soient pas digérées par celui-ci.

On distingue les fibres solubles et les fibres insolubles.
- Les fibres insolubles (ou dures) regroupent : la cellulose, l'hémicellulose (son de blé, germe de blé, céréales complètes, légumes) et la lignine, partie fibreuse des végétaux. Les fibres dures ont un pouvoir hydrophile important, c'est-à-dire qu'elles peuvent gonfler en absorbant jusqu'à vingt fois leur poids en eau.
- Les fibres solubles (ou douces) regroupent : la pectine des fruits (notamment baies et fruits à pépin), les légumes et légumineuses (lentilles, pois chiches, flageolets), le son d'avoine, les gommes, les mucilages et alginates (algues).

Quel est leur rôle ?

Les fibres augmentent le volume des selles et diminuent la vitesse d'absorption des graisses et des glucides, en réduisant les besoins en insuline. Elles régulent le transit intestinal et luttent ainsi contre la constipation. Elles diminuent la sensation de faim et fixent les métaux lourds (le mercure notamment), ainsi que de nombreux polluants alimentaires comme les pesticides, les additifs (nitrites des charcuteries), les substances toxiques ou cancérigènes (comme celles issues des viandes grillées ou des frites), etc. Grâce aux fibres, ces polluants se trouvent moins en contact avec les muqueuses du système digestif et sont plus rapidement éliminés.

Les aliments riches en fibres

Les fibres sont principalement contenues dans les fruits, les légumes et les céréales complètes. On en trouve également dans les légumineuses et les graines oléagineuses. Les glucides totaux devant représenter de 50 à 55 % de la ration énergétique journalière, l'apport en fibres devrait être, dans l'idéal, selon l'Anses, de 25 à 30 g par jour (voir Menu type, p. 70).

Aliments riches en fibres	
Légumes frais – Artichaut – Céleri – Chou – Épinard – Fenouil – Navet – Petit pois – Poireau – Salsifis – Tomate	**Légumes secs** – Flageolet – Haricot blanc – Haricot rouge – Lentille – Pois cassé – Pois chiche
Produits céréaliers – Flocons d'avoine – Pain complet, au son, aux céréales – Pain de seigle	
Fruits frais – Cassis – Framboise – Goyave – Grenade – Groseille – Mûre	
Fruits secs et oléagineux – Abricot sec – Amande – Cacahuète – Châtaigne – Datte – Figue – Noisette – Noix de cajou – Noix de coco – Noix du brésil – Olive noire – Olive verte – Pistache – Pruneau – Raisin sec – Sésame	

MENU TYPE

Pour faire le plein de fibres !

Petit déjeuner
50 g de pain complet (3,5 g)
Déjeuner
1 portion de salade verte (1,5 g)
1 portion de lentilles (12,5 g)
2 pruneaux (6 g)
Dîner
2 poireaux vinaigrette (3 g)
2 biscuits au son d'avoine (6 g)

[Ce qu'il faut retenir]

→ **Sur les fibres**

– Faites le plein de fibres en mangeant le plus souvent possible des légumes et des fruits, qu'ils soient verts ou oranges, peu importe, ce sera toujours mieux que d'avaler un biscuit.
– Les fibres ont bien des avantages pour votre santé, surtout celle de vos intestins.

Le pain : on se fait rouler dans la farine !

« Qui laboure la nuit perd un pain à chaque sillon. » Proverbe suédois

Vers 1900, en France, on consommait 600 g de pain par jour et par personne, chiffre divisé par deux dès 1950. Aujourd'hui, les Français en consomment environ 165 g par jour et par personne. Un pain de bonne qualité nutritionnelle doit contenir des fibres alimentaires, des glucides complexes, des vitamines du groupe B (qui participent au bon fonctionnement des cellules et du système nerveux), de la vitamine E (aux vertus antioxydantes) et des minéraux tels que le potassium, le magnésium, le fer, le calcium et le phosphore. Mais le pain moderne n'est pas celui que vous croyez… Il n'a rien à voir avec le pain d'autrefois, tant par sa technique de fabrication que par sa composition. On est vraiment dans le pétrin !

Les pains à bannir

• Les pains blancs

Les pains blancs sont fabriqués à partir de farines de blé raffinées, dépourvues de 78 % de leurs fibres et nutriments. Leur index glycémique est énorme, compris entre 70 et 95. Résultat : consommer ce type de pain fatigue le pancréas, en induisant des pics d'insuline qui favorisent la prise de poids et augmentent les risques d'apparition du diabète. Les pains modernes sont également trop salés et leurs farines issues de blés hybridés ; ils contiennent beaucoup de glutamine, une protéine qui irrite les parois de l'intestin. Certains l'appellent « la glue de l'estomac » ! Pas étonnant, dans ce contexte, que de plus en plus de personnes se découvrent une allergie au gluten.

• Le pain de mie

Il est préférable de ne plus consommer de pain de mie, quelle que soit son appellation : « pain de mie aux huit céréales », « pain de mie complet », etc. Le pain de mie complet est tout sauf... un pain complet ! Ce type de produit contient beaucoup d'additifs, de sucres et de graisses (qui lui garantissent le moelleux que vous aimez tant). On y trouve très peu de farine complète, donc il porte bien mal son nom... Quant au pain de mie dit « aux huit céréales », il peut être fabriqué à partir de farine blanche. Aussi, l'appellation « pain blanc enrichi » recouvre en réalité un pain dont le son et le germe ont été retirés, puis dont la farine a été blanchie au chlore et au peroxyde avant d'être enrichie en vitamines et minéraux. N'hésitez-pas à demander la composition du pain à votre boulanger car certains se font fournir leurs pâtes par des industriels. Surprises garanties !

• Les biscottes

La législation est souple quant à leur composition, alors les ingrédients varient : plus ou moins de sucre, de graisses végétales (souvent saturées), d'agents améliorants, d'additifs. Les glucides et les calories y sont concentrés (75 % de glucides et 400 kcal/100 g), et elles sont riches en sucres simples et lipides. L'index glycémique varie selon la richesse en fibres. Il est élevé pour les biscottes blanches et moindre pour les biscottes au blé complet ou aux céréales, enrichies en fibres. La farine généralement utilisée est la farine de gruau T45 ou T55. Cette farine est riche en gluten. Les personnes intolérantes au gluten devront donc faire preuve de vigilance.

N'AVALONS PAS N'IMPORTE QUOI !

La galette de riz soufflé : un faux ami

Elle a une réputation d'aliment minceur mais... elle détient le record de l'index glycémique ! Il atteint 85 contre 65 pour le pain. C'est un sucre rapide, faisant le même effet qu'un bonbon.

• Le pain enrichi en fibres

Ce type de pain n'est pas plus recommandable que les précédents. Il manque souvent cruellement des nutriments essentiels à notre organisme. Et les fibres ajoutées artificiellement ne proviennent pas forcément du blé (et n'en ont pas les propriétés nutritionnelles).

Ne vous laissez pas flouer non plus par la couleur brune ou bise d'un pain. Une belle couleur ne garantit pas que le pain a été élaboré à partir de matières premières complètes et naturelles et qu'il est riche en nutriments. Il peut tout simplement avoir été coloré artificiellement, pour imiter le bon pain d'autrefois !

Les pains à privilégier

• Les pains semi-complets et complets

Un pain complet est constitué de graines de céréales entières. Une graine est composée de trois éléments :
- le son (la couche extérieure), contenant des fibres, de la vitamine B, et des minéraux ;
- l'endosperme (85 % du grain), contenant beaucoup de protéines et de glucides et un peu de vitamine B ;
- le germe (le plus petit des composants), contenant de nombreux minéraux, des vitamines B et E, des acides gras insaturés et des phytonutriments.

Sur les étiquettes, il faut donc rechercher les mentions « entier » (par exemple « farine de blé entier » ou « farine de seigle entier »), « avec le germe » ou « intégral ».

N'AVALONS PAS N'IMPORTE QUOI !

Les produits chimiques se concentrant essentiellement dans l'enveloppe de la graine des céréales, il est préférable de consommer des produits issus de céréales complètes bio, qui contiennent *de facto* moins de polluants.

- **Les pains au levain naturel**

Le levain est une pâte composée de farine de blé et/ou de seigle, d'eau potable et éventuellement de sel, laquelle, une fois soumise à une fermentation naturelle acidifiante à l'air libre, renferme une microflore essentiellement constituée de bactéries lactiques et de levures. Un pain dit « au levain » ou « au levain naturel » peut toutefois contenir un peu de levure, jusqu'à 2 % du poids de farine. Seul un pain « pur levain » ne contiendra pas du tout de levure.

Les pains au levain ont une mie dense, une croûte épaisse. Leur conservation est plus longue, mais surtout le levain permet une meilleure utilisation du calcium, du fer et du magnésium par l'organisme. Il favorise la tolérance digestive du gluten, diminue l'index glycémique du pain et lui confère un meilleur goût qu'avec de la levure chimique.

- **Pour les intolérants au gluten**

Il existe de nombreuses alternatives au froment, comme les pains au quinoa, au sarrasin et au petit épeautre, ou au blé de Khorazan (moins riche en gluten que le blé classique).

Le pain bio

Si le pain est devenu un produit très standardisé qui a perdu nombreuses de ses qualités nutritionnelles initiales, le consommer bio permet souvent d'en retrouver la saveur d'autrefois et les qualités nutritionnelles.

Dans un pain biologique, 95 % des ingrédients agricoles sont bio et tous les ingrédients sont de haute qualité. Les farines utilisées doivent être biologiques et la levure certifiée « non OGM ». Les farines bio sont cultivées, conservées et stockées sans produits chimiques. Elles sont moulues sur meule de pierre afin d'éviter tout échauffement des grains de blé. Elles sont par conséquent plus riches en minéraux que les farines courantes.

Zoom sur la baguette… pas si blanche que ça

Il faut savoir que la baguette ordinaire, dite aussi « pain courant », vendue dans les boulangeries, « points chauds » ou supermarchés, peut contenir jusqu'à 14 additifs.

[Pour aller plus loin]

→ Les additifs autorisés dans la baguette ordinaire

– Acide acétique et ses sels : E 260, E 261, E 262, E 263.
– Acide lactique et ses sels : E 270, E 325, E 326, E 327.
– Acide ascorbique, ses sels et ses esters : E 300, E 301, E 302, E 304.
– Lécithine : E 322.
– Mono- et diglycérides d'acides gras : E 471.

Ce cocktail d'additifs chimiques ingéré quotidiennement contribue à la montée exponentielle des maladies modernes[1]. Nous n'avons aucun recul sur leurs effets néfastes à long terme. Mieux vaut donc les éviter.

Seule la baguette dite tradition « ne peut être fabriquée qu'avec les ingrédients suivants : farine de blé, eau, levure et/ou levain, sel[2] ». Trois adjuvants sont autorisés : la farine de fèves (au maximum 2 %), la farine de soja (au maximum 0,5 %) et la farine de malt de blé (au maximum 0,3 %). La DGCCRF[3] a également autorisé l'utilisation de gluten et d'amylases fongiques.

MIEUX CONSOMMER, MIEUX MANGER

Le pain, une valeur sûre ?

Le pain n'a plus la même qualité qu'au siècle dernier, son mode de fabrication s'étant dégradé progressivement, notamment avec l'industrialisation de l'alimentation.
Contrairement à ce qu'on croit souvent, le pain est plutôt calorique (255 kcal pour 100 g de pain blanc). Ses protéines n'ont pas grande valeur nutritionnelle, du fait, entre autres, qu'il ne contient pas de lysine, un acide aminé indispensable à notre corps.

[Ce qu'il faut retenir]

→ Quel pain choisir ?

Préférez le pain complet au pain blanc, car il est moins calorique (230 kcal) et plus riche en fibres. Le pain semi-complet est également intéressant, et plus digeste. Choisissez un pain au levain naturel plutôt qu'à la levure chimique. Il existe des pains faits à partir de farine de meule de pierre, comme au bon vieux temps !

1. Une étude américaine a démontré que les émulsifiants utilisés par l'agroalimentaire modifient la flore intestinale et engendrent maladies inflammatoires, diabète, obésité (S. Reardon, « Food preservatives linked to obesity and gut disease », *Nature*, février 2015, disponible sur : http://www.nature.com/news/food-preservatives-linked-to-obesity-and-gut-disease-1.16984).
2. Décret n° 93-1074 du 13 septembre 1993.
3. DGCCRF : Direction générale de la concurrence, de la consommation et de la répression des fraudes.

Les produits laitiers : pot au lait ou pot aux roses ?

« Il ne suffit pas d'avoir de bonnes idées, il faut agir. Si vous avez besoin de lait, ne vous installez pas sur un tabouret au milieu d'un champ, dans l'espoir qu'une vache y passe. » Curtis Grant

Aujourd'hui, un large éventail de produits laitiers figure à notre alimentation : lait, crème, beurre, fromages, yaourts. Les Français en sont de grands consommateurs. Selon le Planetoscope (statistiques mondiales en temps réel), nous consommons 35 kg de produits laitiers par an et par personne en moyenne, soit 108 kg par seconde pour l'ensemble de la population ! Nous remportons même la palme européenne de la consommation de beurre.

Le lait

En 1954, le lait était synonyme, pour la majorité d'entre nous, de blancheur, de pureté… voire d'innocence. Pierre Mendès France, président du Conseil, instituait le verre de lait à l'école pour « être fort, studieux et vigoureux ». Le lait était vu comme une véritable potion magique contre la malnutrition. De même, dans les années 1980, pour les producteurs : « Les produits laitiers [étaient] nos amis pour la vie ! »

Depuis une vingtaine d'années, le lait est sujet à caution… Scientifiques, médecins, naturopathes, journalistes mettent en exergue de plus en plus d'études remettant en cause le discours du lobby laitier, précisant le lien entre la consommation de lait et une multitude de pathologies. Le lait serait-il devenu un poison pour notre organisme ? Du balais, le lait ?

Polluants : le lait serait-il devenu laid ?

Notre monde contemporain génère de nouvelles pollutions, et le lait n'y échappe pas. Après celle des germes infectieux comme la listeria (voir p. 188), la chasse aux polluants chimiques est désormais ouverte ! Le lait animal est devenu l'un des aliments les plus pollués.

Pourquoi ? De nombreuses substances assimilées par les vaches passent dans leur lait, qu'il s'agisse de substances médicamenteuses administrées volontairement et préventivement, ou de polluants issus de l'environnement absorbés involontairement (pesticides, résidus de produits phytosanitaires ou de toxines). Ces éléments passent dans le sang, puis dans le lait, avec des effets plus ou moins graves sur la santé du consommateur. C'est le cas, par exemple, des dioxines, substances non biodégradables issues de la combustion incomplète de composés organiques et hautement cancérigènes.

Quant aux hormones de synthèse, comme l'hormone de croissance bovine recombinante, elles sont fréquemment utilisées pour augmenter la production de lait des vaches laitières, ce qui induit une multitude de souffrances et de pathologies pour les bovins, comme les inflammations de la glande mammaire, nécessitant des traitements antibiotiques. Or l'usage forcené des antibiotiques sur les animaux contribue à favoriser l'antibiorésistance des germes, et les humains commencent à en payer le prix.

LE SAVIEZ-VOUS ?

Le lactose, ce sucre masqué...

Qu'est-ce que le lactose ? C'est l'un des principaux sucres du lait. Il est composé de deux molécules, une de glucose et l'autre de galactose. Pour que nous puissions digérer le lactose, ces deux molécules doivent être dissociées par une enzyme fabriquée par l'organisme : la lactase.
Où le trouve-t-on ? Le lait et le fromage blanc en contiennent beaucoup, contrairement aux fromages affinés ou aux yaourts. On peut avoir la mauvaise surprise de trouver du lactose dans... des charcuteries, des aliments « minceur », et dans de nombreux médicaments puisqu'il est utilisé par l'industrie pharmaceutique comme excipient (substance ajoutée au principe actif d'un médicament afin de lui donner de la consistance ou d'en masquer le goût).
Quels sont les signes de l'intolérance au lactose ? Lorsque l'organisme ne produit plus suffisamment de lactase (ce qui est généralement le cas à l'âge adulte), la digestion du lactose devient difficile, entraînant des troubles intestinaux ou se manifestant par des affections ORL, oculaires ou encore dermatologiques. Cette pathologie peut toucher aussi bien les adultes que les enfants[1].

1. Il existe des tests permettant de savoir si on est intolérant au lactose.

Pourquoi le lactose du yaourt est-il mieux toléré que celui du lait ?
Le yaourt est issu de lait concentré, enrichi en poudre de lait, incubé après ensemencement de souches de *Lactobacillus bulgaricus* et de *Streptococcus thermpophilus*. À l'issue de sa fabrication, il contient 4,6 % de lactose, tout comme le lait. Toutefois, les bactéries lactiques du yaourt digèrent le lactose au niveau intestinal et améliorent ainsi le processus d'assimilation par le corps humain[1].

Comment savoir d'où vient le lait ?

En Europe, l'emballage de toutes les denrées animales ou d'origine animale doit porter une estampille ovale dénommée « estampille de salubrité », « marque de salubrité » ou « estampille sanitaire ». Cette marque prouve que le produit répond aux normes de salubrité et d'hygiène européenne. Le pays d'origine est représenté sous forme abrégée par deux lettres (FR pour la France) et une suite de chiffres permettant d'identifier le lieu de production – les deux premiers indiquent le département de production.

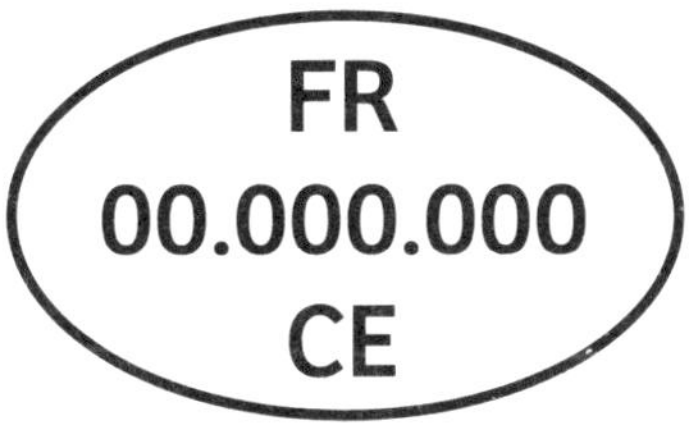

N'AVALONS PAS N'IMPORTE QUOI !

Lait standard *vs* lait bio

L'agriculture conventionnelle autorise l'utilisation des pesticides et des engrais pour la croissance des plantes fourragères destinées à l'alimentation des bovins, les hormones de croissance et les antibiotiques en masse pour les animaux. Dans la filière bio, les vaches sont élevées dans de meilleures conditions, le recours aux antibiotiques est modéré. Résultat : le lait bio est plus riche en oméga-3, en vitamines A et E et en antioxydants que le lait conventionnel. Il est donc préférable de consommer du lait bio.

1. D. A. Savaiano, « Lactose digestion from yogurt: mechanism and relevance », *The American Journal of Clinical Nutrition*, mai 2014, vol. 99, n° 5, p. 1251S-1255S.

Pourquoi se méfier du lait ?

• Les femmes et le lait

Le scoop est « gros comme une vache » et pourtant, il est prouvé scientifiquement : une récente étude a semé la zizanie dans nos idées reçues. Et si le lait n'était pas si bon que cela pour notre santé, voire s'il était néfaste ?

En 2014, le *British Medical Journal* a publié une étude troublante, menée à l'université d'Uppsala, en Suède[1]. D'après ses résultats, le lait pourrait, s'il est consommé en grande quantité, augmenter le risque de fracture et la mortalité chez les femmes ! Entre 1987 et 1990, les chercheurs ont étudié la consommation de lait et de produits laitiers de 61 400 femmes et de 45 300 hommes en 1997, puis ils ont surveillé leur état de santé pendant les vingt années suivantes. Le résultat est stupéfiant : les femmes ayant bu plus de trois verres de lait par jour (680 ml) présentent un risque de décès accru de 90 % et un risque de fracture de la hanche 60 % plus élevé que celles buvant moins d'un verre par jour. La même conclusion a été apportée en ce qui concerne la gent masculine, pour laquelle l'augmentation du risque de décès est également constatée, mais de façon moins prononcée. À noter qu'aucun lien n'a été établi avec les fractures. En revanche, l'analyse montre des statistiques inverses pour les femmes consommant beaucoup de fromages et de laits fermentés. Celles-ci auraient un taux de fractures et de mortalité plus faibles que les autres.

Les chercheurs précisent que l'éventuel effet néfaste du lait à haute dose chez les adultes pourrait être lié à sa teneur élevée en lactose et en D-galactose (lors de la digestion, le lactose est transformé en D-galactose grâce à une enzyme, la lactase). Ce qui n'est pas le cas des fromages et des laits fermentés, qui en contiennent moins. Dans cette étude, c'est donc le lait seul qui est mis en cause.

• Lait et ostéoporose

Boire un verre de lait par jour à l'adolescence augmente le risque de fracture de la hanche de 9 % chez les hommes[2]. Des chercheurs ont en effet étudié la fréquence des fractures de la hanche chez 96 000 personnes (61 000 femmes et 35 000 hommes) sur une période de

1. K. Michaëlsson *et al.*, « Milk intake and risk of mortality and fractures in women and men: cohort studies », *BMJ*, octobre 2014, doi: 10.1136/bmj.g6015.
2. D. Feskanich, « Milk consumption during teenage years and risks of hip fractures in older adults », *Jama Pediatrics*, janvier 2014, vol. 168, n° 1, p. 54-60.

vingt-deux ans afin de savoir si leur consommation de lait au cours de l'adolescence avait diminué leur risque de cassure à un âge plus avancé. Aucun lien n'a pu être établi chez les femmes ; pour les hommes, c'est l'effet inverse qui a été constaté ! En effet, la surconsommation de lait à l'adolescence coïncide avec une taille plus élevée à l'âge adulte. Or, plus les os sont grands, plus ils sont fragiles. Il existe donc une corrélation entre les deux postulats.

• Lait et cancers

Le Plan national nutrition santé (PNNS) préconise la consommation de trois à quatre produits laitiers par jour, ce qui, selon certaines études, protégerait du cancer colorectal. Pourtant, l'étude européenne EPIC[1] de 2009 considère que cela favoriserait le cancer de la prostate.

Selon Teresa Norat, épidémiologiste de l'Imperial College de Londres et directrice de cette étude, l'augmentation du risque est telle (12 %) que le World Cancer Research Found britannique pourrait bientôt conseiller aux hommes de ne plus consommer de produits laitiers du tout ! De nombreux composants du lait sont liés à un risque plus élevé du cancer de la prostate. Néanmoins, cette étude rapporte une corrélation mais pas forcément un lien de causalité entre les deux.

• Lait et diabète

La consommation précoce de lait de vache chez le nourrisson (de neuf à douze mois) pourrait engendrer l'apparition du diabète de type 1 (insulinodépendant) chez les enfants ayant des antécédents familiaux de diabète[2]. Selon une autre étude, un allaitement maternel suffisamment long (entre 3 et 18 mois) pourrait protéger contre la venue ultérieure d'un diabète de type 1, et l'introduction précoce de protéines de lait de vache chez des sujets à risque génétique de diabète de type 1 pourrait constituer un facteur de risque. Deux méta-analyses d'études rétrospectives ont confirmé qu'il y avait une fois et demi plus de risque de diabète de type 1 chez les enfants non allaités par leur mère ou de façon brève[3].

1. N. Murphy *et al.*, « Consumption of Dairy products and colorectal Cancer in the european prospective investigation into cancer and nutrition », *PLOS One*, septembre 2013, vol. 8, n° 9, e72715.
2. S. M. Virtanen *et al.*, « Cow's milk consumption, HLA-DQB1 genotype, and type 1 diabetes: a nested case-control study of siblings of children with diabetes », *Diabetes*, juin 2000, vol. 49, n° 6, p. 912-917.
3. M. Knip et H. K. Akerblom, « Environmental factors in the pathogenesis of type 1 diabetes mellitus », *Experimental and Clinical Endocrinology & Diabetes*, 1999 ; vol. 107, suppl. n° 3, p. S93-S100.

• Lait et nourrissons

Le lait de vache « non maternisé » n'est pas adapté aux nourrissons âgés de moins de 3 ans car il contient un taux trop élevé de protéines et de sels minéraux, fatigants pour les reins d'un bébé humain. Et pour cause, il est fait pour faire grossir... le petit veau ! De plus, le lait de vache pourrait engendrer du surpoids à l'âge adulte ; il ne couvre pas les besoins en fer du nourrisson et il existe un risque que celui-ci développe une anémie. Cette carence dite « martiale » peut être responsable d'un retard du développement psychomoteur[1].

Certes élaborés à partir de lait de vache, les laits maternisés sont toutefois transformés, adaptés et améliorés, afin de se rapprocher des besoins spécifiques des bébés, et ce, dès leurs premiers jours de vie. Néanmoins, aucun lait maternisé ne remplacera jamais le lait maternel.

Les recherches scientifiques ne cessent de découvrir à quel point le lait maternel est extraordinaire et hautement bénéfique pour notre santé, et ce, tout au long de notre vie. Parfaitement adapté aux besoins de l'enfant, il stimule son développement physique et intellectuel, contribue à la maturation de son système digestif et de son système immunitaire. Chaque maman produit un lait unique et spécialement adapté à son enfant. Il prodigue la parfaite quantité de vitamines et de minéraux pour le bébé, ainsi que les acides gras essentiels. Il renforce le lien mère-enfant, rassure l'enfant, le réchauffe. C'est tellement plus économique ! Et de surcroît, il ne contient pas d'huile de palme ! L'OMS et l'Unicef recommandent l'allaitement exclusif au sein au moins les six premiers mois de la vie.

MIEUX CONSOMMER, MIEUX MANGER

Bien choisir son lait maternisé

Lisez bien les étiquettes si vous souhaitez éviter les mauvaises surprises ! Privilégiez entre autres les laits infantiles sans huile de palme et vérifiez que le rapport oméga-3/oméga-6 est inférieur à 8.

1. Étude du *Journal international de médecine*, août 2014.

[Pour aller plus loin]

→ Le cas des laits « enrichis en fer »

Que penser des laits pour nourrissons « enrichis en fer » ? Des chercheurs du Michigan, aux États-Unis, ont apporté des conclusions très claires.

Ils ont suivi 473 enfants de l'âge de 6 mois à 1 an, auxquels ils ont donné à consommer soit un lait infantile à teneur faible en fer (2,3 mg/l), soit un lait enrichi en fer (12,7 mg/l). Dix ans plus tard, ils ont évalué leur développement intellectuel. Le constat est sans appel : toutes les mesures effectuées[1] étaient plus faibles chez les enfants qui avaient consommé le lait enrichi en fer. Ils en ont conclu que la dose optimale de fer dans les laits infantiles nécessite une réévaluation[2].

À titre de comparaison, le lait maternel contient environ 0,3 mg/l de fer, soit 8 fois moins qu'une formule laitière conventionnelle. Toutefois, son absorption est bien meilleure !

Que penser des laits végétaux ?

Les laits végétaux ne sont pas des produits laitiers : ils ne contiennent pas de lait d'origine animale mais sont fabriqués à partir d'eau et d'ingrédients végétaux. Le terme « lait » est utilisé par référence à la couleur généralement blanche de ces boissons. Il en existe différentes sortes, aux propriétés diverses. Les laits végétaux peuvent être faits à partir de noix, de graines ou encore de céréales : laits de soja, de riz, d'avoine, d'amande, de noisette, de noix, de châtaigne, de noix de coco, de quinoa, de sésame, de tournesol, de millet, de chanvre, d'orge, d'épeautre...

Ils sont exempts de cholestérol, de caséine et de lactose, et riches en protéines végétales. Ils sont parfaitement adaptés à ceux qui suivent un régime alimentaire spécifique, en raison d'une intolérance au lactose, d'une hypercholestérolémie, de végétarisme, etc. Ils contiennent des graisses insaturées, plus bénéfiques pour la santé que les graisses saturées pouvant être présentes dans les laits d'origine animale. Certains laits végétaux sont enrichis en calcium et en minéraux, ce qui leur confère une bonne valeur nutritive. Ils peuvent être consommés de la même manière que le lait animal, en boisson ou en cuisine.

L'intérêt nutritionnel du lait de soja est contesté, car il est riche en isoflavone, une phytohormone qui fait partie des phyto-œstrogènes et qui peut donc perturber l'organisme.

---

1. Quotient intellectuel, mémoire spatiale, intégration visuo-motrice, achèvement arithmétique, perception visuelle et coordination motrice, etc.
2. B. Lozoff *et al.*, « Iron fortified *vs* Low-Iron Infant formula: developmental outcome at 10 years », *Archives of Pediatrics and Adolescent Medicine*, mars 2012, vol. 166, n° 3, p. 208-215.

MIEUX CONSOMMER, MIEUX MANGER

Du calcium dans le lait, mais pas seulement

On peut trouver du calcium dans de nombreux autres aliments que les produits laitiers.

Aliments riche en calcium	Taux de calcium
Thym sec	1260 mg/100 g
Graines de sésame	962 mg/100 g
Sardines à l'huile	798 mg/100 g
Flocons d'avoine	793 mg/100 g
Cresson	158 mg/100 g
Orange	40 mg/100 g
Brocoli	76 mg/100 g

D'autres épices encore sont très riches en calcium, comme la cannelle, le cumin, le curry, le poivre moulu…

[Ce qu'il faut retenir]

→ **Sur le lait**

- Attention à ne consommer que du lait certifié biologique car les filières conventionnelles utilisent une alimentation pour animaux chargée en pesticides, engrais chimiques, hormones de synthèse, antibiotiques qui se retrouvent dans ce breuvage toujours blanc en apparence, mais devenu bien sombre par sa composition...
- Ne consommez du lait et des produits laitiers qu'épisodiquement car le lactose peut créer des intolérances et des troubles intestinaux, sans parler des études récentes sur les liens entre lait et diabète, cancer et autres maladies.
- Évitez les laits enrichis en fer.
- Lisez-bien les étiquettes des laits infantiles (sans huile de palme, bon rapport oméga-3/oméga-6).
- Certains laits végétaux (comme les laits d'avoine, d'amande…) sont excellents au goût, bons pour la santé et bien plus digestes.
- Variez vos sources de calcium en consommant des amandes, des flocons d'avoine, du thym, des graines de sésame, des poissons gras…

Le beurre

Il existe aujourd'hui de nombreux types de beurres, de margarines, de beurres allégés, etc. Comment s'y retrouver ? Un règlement européen[1] donne les définitions et les dénominations de vente de tous ces produits. Il y est précisé les différents pourcentages de matières grasses, leur origine animale ou végétale. L'objectif de ce règlement

1. Règlement (CE) n° 2991/94 du 5 décembre 1994.

est d'éviter au consommateur d'éventuelles confusions entre le beurre et les margarines, ainsi que les autres matières grasses tartinables.

Les variétés de beurre

Le beurre est obtenu en battant la crème de lait. Afin d'obtenir la dénomination « beurre », la règlementation impose que le produit soit composé de 16 % au maximum d'eau et d'un minimum de 82 % de matières grasses d'origine laitière. Il peut être obtenu à partir de crèmes pasteurisées, congelées ou surgelées[1].

Il existe de nombreuses variétés de beurre : demi-sel, doux, facile à tartiner... Leurs différences sont en relation soit avec le procédé de fabrication, soit avec la quantité de sel contenu, soit avec les usages du beurre choisi. Mais se valent-ils tous ?

• Doux ou demi-sel ?
Le beurre doux est sans sel ajouté, il se conserve moins longtemps qu'un beurre salé. Le demi-sel contient de 0,5 à 3 % de sel. Le beurre salé, quant à lui, contient plus de 5 % de sel.

• Cru, extra-fin ou fin ?
Le beurre cru est fabriqué à partir de crème non pasteurisée, c'est le plus digeste des beurres... Le beurre extra-fin est un beurre provenant d'une crème pasteurisée n'ayant été ni congelée, ni surgelée, ni désacidifiée. Enfin le beurre fin est un beurre pasteurisé issu d'un mélange de crème pasteurisée et de crème congelée ou surgelée.

• Autres dénominations
Le beurre à tartiner : sa teneur en matières grasses d'origine laitière doit être comprise entre 20 et 41 %. Sa texture est plus souple qu'un beurre classique : il est fabriqué selon le procédé physique dit de cristallisation fractionnée. On a séparé les fractions molles, dures et liquides à température ambiante, puis on les a mélangées. Il se tartine donc plus facilement.

Le beurre allégé : sa teneur en matières grasses d'origine laitière doit être comprise entre 41 et 63 % alors qu'un beurre classique en contient 82 %. Il est émulsionné avec de l'air ou de l'eau – il est ainsi plus léger.

---

1. Les dénominations de vente et la composition des beurres sont précisées par le décret n° 88-1204 du 30 décembre 1988.

Le beurre de baratte est fabriqué à partir de la crème du lait, additionnée de ferments lactiques. Après la maturation de la crème, devenue alors plus épaisse, vient l'étape du « barattage » consistant à agiter la crème pour séparer les grains de beurre du liquide appelé « babeurre ». Le babeurre est isolé et les grains de beurre sont malaxés jusqu'à obtenir du beurre avec une texture homogène. Ce beurre a été battu dans une baratte, et non dans une centrifugeuse. Le barattage est un procédé plus lent, le beurre en a meilleur goût.

Les matières grasses tartinables

Si les matières grasses tartinables (MGT) ne sont pas des produits laitiers, certaines d'entre elles peuvent être sources de calcium, car enrichies industriellement.

- **La margarine**

La margarine a été inventée en 1869 à la suite d'un concours organisé par Napoléon III, qui souhaitait trouver un substitut au beurre – alors très cher – accessible au plus grand nombre. L'avantage de ce nouveau produit était qu'il se conservait plus longtemps sans rancir[1]. C'est une émulsion constituée de matières grasses végétales et/ou animales (80 % au minimum, dont 3 % d'origine laitière au maximum) et d'une phase aqueuse à base d'eau ou de lait (20 % environ).

MIEUX CONSOMMER, MIEUX MANGER

Beurre ou margarine ?

Le beurre est riche en vitamine A mais aussi en acides gras saturés. Mieux vaut donc en consommer avec parcimonie et de préférence bio et cru, car il est plus digeste. Quant aux margarines, elles sont également très riches en graisses, et contiennent souvent des additifs, notamment des émulsifiants, mais aussi des colorants, des agents de texture, des correcteurs d'acidité, des conservateurs et des arômes. Mieux vaut donc ne pas en consommer quotidiennement.

Le beurre et les margarines ont des atouts nutritionnels et des acides gras différents. Discutez-en avec un nutritionniste, en fonction de votre état de santé, de votre taux de cholestérol, etc.

1. Le chimiste Hippolyte Mège-Mouriès remporte le concours grâce à son émulsion blanche très peu coûteuse appelée « margarine » en raison de sa couleur blanche (du grec *margaron* signifiant « perle »).

N'AVALONS PAS N'IMPORTE QUOI !

Que penser des produits « anticholestérol » ?

En juin 2014, l'Anses a rendu un avis sur les aliments enrichis en phytostérols, du type margarine ou yaourts, portant la mention « anticholestérol » sur l'emballage. Elle estime qu'ils n'ont aucun effet démontré pour diminuer le risque de maladie cardio-vasculaire. Elle ajoute que ce type d'aliments pourrait même en accroître le risque.

• Les matières grasses végétales à tartiner

Ces produits sont préparés à partir d'huiles et/ou d'autres matières grasses végétales et sont émulsionnées avec de l'eau. Attention, la mention « végétales » recouvre des produits qui ne sont pas toujours exempts de matières grasses animales puisqu'ils peuvent en contenir jusqu'à 2 %. Afin de rendre leur teneur en vitamines comparable à celle du beurre, on les enrichit en vitamines A et D (et parfois E ou B).

Seuls les produits ayant une teneur en matières grasses inférieure ou égale à 62 % pourront faire figurer les mentions suivantes : « à teneur réduite en matières grasses », « allégé », « light » ou « léger ».

[Ce qu'il faut retenir]

→ Sur le beurre et les matières grasses à tartiner

- Mieux vaut manger une fois de temps en temps une petite portion de beurre plutôt que de consommer quotidiennement des margarines, pas toujours bien équilibrées en oméga-3/oméga-6, et contenant pour la plupart des acides gras trans, selon les huiles utilisées.
- Si vous aimez vraiment le beurre, achetez-le bio, afin d'éviter les hormones et les pesticides en sus !

Le yaourt

Le yaourt est une préparation de lait non égoutté et fermenté. La dénomination « yaourt » est réservée au lait dont la fermentation est obtenue par les bactéries lactiques *Lactobacillus bulgaricus* et *Streptococcus thermophilus*[1]. Ces bactéries doivent être ensemencées simultanément et se trouver vivantes dans le produit fini, à raison d'au moins 10 millions de bactéries par gramme, et ceci jusqu'à la date limite de consommation (DLC).

1. Le décret n° 88-1203 du 30 décembre 1988 en précise les critères.

Si d'autres bactéries que celles citées ci-dessus sont utilisées, la préparation ne peut se prévaloir de l'appellation « yaourt ». On lui préférera « lait fermenté ». C'est le cas des produits laitiers au *Bifidobacterium longum*, au *Bifidobacterium lactis* ou au *Lactobacillus acidophilus*.

N'AVALONS PAS N'IMPORTE QUOI !

Les yaourts enrichis en probiotiques

Attention à ne pas trop consommer de produits laitiers enrichis en probiotiques, car il a été démontré que, loin de faire maigrir, ils font grossir. Et pour cause : les probiotiques sont donnés aux cochons pour favoriser leur prise de poids.

[Ce qu'il faut retenir]

→ Quels yaourts choisir ?

– Les yaourts certifiés biologiques ne contiennent pas d'hormones de synthèse ou de pesticides, malheureusement et inévitablement présents dans le lait des vaches qui ont reçu ces traitements ou qui ont été nourries d'aliments traités chimiquement.
– Par ailleurs, pour restreindre encore la consommation de polluants, préférez les yaourts nature plutôt qu'aux fruits ou aromatisés car ces derniers contiennent des colorants, des arômes et autres additifs, et beaucoup de sucre. Si vous aimez les yaourts au goût fruité, achetez une purée de fruits sans sucre ajouté (au rayon compotes) et mélangez-la à votre laitage.

Les boissons

L'eau

« Lorsque tu bois de l'eau, souviens-toi de la source. » Proverbe chinois

L'eau est un aliment qui ne doit présenter aucun risque pour la santé. Or l'eau est un élément fragile et particulièrement sujet à la prolifération de bactéries.

Les exigences relatives à la qualité des eaux destinées à la consommation humaine sont définies par une directive européenne[1]. En France, l'eau potable est sous le contrôle et la responsabilité de la Direction des affaires sanitaires et sociales (DDASS). On distingue les eaux en bouteille des eaux d'adduction ou de distribution publique, c'est-à-dire les eaux du robinet.

Eaux en bouteille : sous contrôle

Prélevées directement dans les nappes souterraines, les eaux embouteillées ne subissent aucun traitement, contrairement à l'eau du robinet. Elles sont naturellement saines, et leur teneur en nitrates est faible. Leur premier atout est leur goût : elles sont bien meilleures que l'eau du robinet, et pour cause, elles ne contiennent pas de chlore. Malheureusement, elles ont un fort impact environnemental.

Les eaux en bouteille sont réglementées par le code de la Santé publique[2]. Un arrêté ministériel[3] complète ce texte en fixant des limites précises pour les éléments toxiques et indésirables (dont le chlore, le calcaire, le plomb, les nitrates, les pesticides et les bactéries). Des limites spéciales sont également définies pour l'alimentation des nourrissons et la préparation des biberons. Et, depuis 2005, la réglementation européenne oblige les exploitants d'eaux minérales et d'eaux de source à démontrer l'inertie des matériaux qu'ils utilisent pour le conditionnement.

1. Directive 98/83/CE du 3 novembre 1998.
2. Articles R. 1321-1 à R. 1321-66.
3. Arrêté ministériel du 11 janvier 2007.

PRINCIPE DE PRÉCAUTION

Eau, plastique et chaleur

– Attention à ne pas exposer les bouteilles longtemps au soleil, même si, en principe, les plastiques sélectionnés pour leur emballage ne libèrent pas de polluants.
– Privilégiez les bouteilles en plastique de type 2, 4 ou 5 (voir p. 201).

MIEUX CONSOMMER, MIEUX MANGER

Les eaux de source : pas si innocentes

En 2013, l'association 60 Millions de consommateurs et la Fondation Danielle Mitterrand-France Libertés ont mené une enquête afin de déterminer si l'eau du robinet contient des polluants et si certaines eaux en bouteille contiennent... des pesticides et des médicaments !
Sur 47 bouteilles d'eau analysées, 10 ont révélé la présence de pesticides et de médicaments, dont de l'atrazine et de l'hydroxyatrazine, des désherbants interdits depuis 2001, mais malheureusement persistants dans l'environnement. Dans 10 % des échantillons, les chercheurs ont également trouvé une hormone de synthèse, le tamoxifène, utilisée comme traitement contre le cancer du sein.
Afin de minimiser les risques, variez votre consommation d'eaux en bouteille en alternant différentes marques.

- **Les différentes catégories d'eaux embouteillées**

– **Les eaux de table** ou « eaux rendues potables par traitement » sont simplement des eaux potables conditionnées et provenant d'origines diverses. Leur composition est variable et il n'est pas obligatoire de la mentionner sur la bouteille. Rien n'indique donc qu'elles soient meilleures que votre eau du robinet. On trouve le meilleur et le pire derrière cette appellation. Ces eaux sont cependant peu commercialisées en France.

– **Les eaux de source** sont naturellement potables, microbiologiquement saines et d'origine déterminée. Elles sont mises en bouteille sur place, sans subir aucun traitement ni adjonction autres que ceux autorisés[1]. En revanche, leur composition n'est pas obligatoirement précisée sur l'étiquette. Moins riches en minéraux que les eaux

1. Articles R. 1321-84 à R. 1321-90 du code de la Santé publique.

minérales, elles sont souvent recommandées pour l'alimentation des nourrissons.

- **Les eaux minérales naturelles** sont des eaux de source souterraine, naturellement pures et microbiologiquement saines (elles ne sont donc pas traitées), de composition physico-chimique constante, ce qui fait la différence avec les eaux de source. Ce sont des eaux reconnues favorables à la santé par la législation française[1]. Leur étiquetage est cependant strictement réglementé[2] : ainsi, il est interdit à une eau minérale de revendiquer la propriété de prévenir, de traiter ou de guérir certaines affections.
- **Les eaux gazéifiées** sont des eaux de source ou de distribution publique dans lesquelles a été ajouté du gaz carbonique ou un autre gaz provenant d'une nappe souterraine. La nature de l'eau, le traitement qu'elle a subi et son origine sont obligatoirement mentionnés sur l'étiquette.

L'eau du robinet : contrôlée mais polluée

Économique et pratique, l'eau du robinet est en principe bien contrôlée, avec plus de cinquante prélèvements et analyses obligatoires : température, PH, minéraux, virus, bactéries, polluants... Pourtant certains taux dépassent souvent les normes autorisées, sans que l'eau ne soit considérée pour autant comme non potable.

• Polluants : il n'y a qu'à ouvrir le robinet !

Trop calcaire, trop chlorée, trop riche en plomb... Que nous réserve l'eau quand nous ouvrons (innocemment) le robinet ? Selon l'UFC Que Choisir, 1,5 million de Français recevaient une eau trop polluée en 2013[3]...

Le calcaire

Tout d'abord, l'eau du robinet est très calcaire. On mesure en degrés la dureté de l'eau, c'est-à-dire la quantité de calcium et de magnésium qu'elle contient. Le calcaire n'est pas en soi nocif pour la santé.

Le chlore

L'eau du robinet est trop chlorée pour notre organisme. En effet, si la chloration évite le développement des bactéries lors du stockage

1. Articles 1322-1 à 4 du code de la Santé publique.
2. Directive 80/778/CEE du 15 juillet 1980.
3. Étude publiée en janvier 2014.

de l'eau dans les canalisations, elle est loin d'être anodine pour notre santé. Le chlore est une molécule très oxydante et corrosive pour les tissus corporels.

L'Institut national de recherche et de sécurité (INRS) ne mâche pas ses mots sur sa dangerosité : « Le chlore [...] provoque une libération d'oxygène naissant, ce qui produit la plupart des lésions tissulaires, et d'acide chlorhydrique, ce qui en augmente l'effet. L'acide chlorhydrique est rapidement transformé dans l'organisme en acide hypochloreux (HCO), qui perméabilise les membranes cellulaires[1]. » En outre, de nombreuses études scientifiques viennent étayer cette déclaration. L'une d'elles précise que « le taux de cancer des personnes buvant de l'eau chlorée est 93 % plus élevé que chez ceux buvant une eau sans chlore[2] ». De plus, le chlore aggrave l'asthme, peut provoquer des anomalies cardiaques ou génitales, est un irritant pour la peau et agresse la flore intestinale[3].

Ce produit chimique ne se dégrade pas totalement dans l'environnement et se retrouve donc dans les tissus adipeux, le sperme, le sang... Les composés organochlorés peuvent provoquer des mutations de notre ADN, inhiber/bloquer le système immunitaire et interférer avec les contrôles naturels de la croissance cellulaire[4].

La Société canadienne de cancer, quant à elle, met en garde contre les risques de cancer dus à une exposition chronique aux composés organochlorés, que ce soit dans les piscines ou dans l'eau du robinet. Le chlore est donc à consommer avec modération, surtout pour les jeunes enfants et les bébés.

L'aluminium

L'eau du robinet peut contenir de l'aluminium, un neurotoxique (voir p. 170). En 1999, une étude américaine[5] a mis en évidence le lien entre l'aluminium de l'eau et les risques de déclenchement de la maladie

1. « Chlorure d'hydrogène et solutions aqueuses », INRS, Fiche toxicologique FT 13, édition 2010, disponible sur : http://www.inrs.fr/publications/bdd/doc/fichetox.html?refINRS=FT%2013
2. K. A. Fackelmann, « Hints of a chlorine-cancer connection », *Science News*, juillet 1992, vol. 142, n° 2, p. 23.
3. S. P. Rothery, « Hazards of chlorine to asthmatic patients », *British Journal of General Practice*, janvier 1991, vol. 41, n° 342, p. 39.
4. G. M. Shaw *et al.*, « Chlorinated water exposures and congenital cardiac anomalies », *Epidemiology*, novembre 1991, vol. 2, n° 6, p. 459-460.
5. V. Rondeau *et al.*, « Relation between aluminium concentrations in drinking water and Alzheimer's disease: a 8-year follow-up study », *American Journal of Epidemiology*, juillet 2000, vol. 152, n° 1, p. 59-66.

d'Alzheimer. Les chercheurs ont suivi l'état de santé de 4000 personnes pendant huit ans. Ils ont conclu que le risque de développer la maladie était multiplié par deux dans les communes où les concentrations d'aluminium dans l'eau étaient supérieures à 100 µg/l. À la suite de ce constat alarmant, les toxicologues ont réclamé d'abaisser la valeur limite à 50 µg/l. En France, le code de la Santé publique a fixé la référence de qualité à 200 µg/l. Or ce seuil correspond à l'efficacité du traitement subi par l'eau, mais non à la santé publique !

Les nitrates

L'eau du robinet est souvent trop riche en nitrates, notoirement cancérigènes[1] (voir p. 149). Leur taux varie en fonction des régions[2].

N'AVALONS PAS N'IMPORTE QUOI !

Vérifiez la qualité de votre eau

Vous pouvez accéder aux principaux résultats des contrôles sanitaires effectués par les services du ministère de la Santé dans votre région sur www.eaupotable.sante.gouv.fr

Il faut savoir que faire bouillir l'eau a tendance à augmenter le taux de nitrates qu'elle contient.

Le plomb

Sa teneur en plomb, métal hautement toxique, se révèle particulièrement alarmante dès lors que l'eau est acheminée via des canalisations anciennes. Ces canalisations sont aujourd'hui interdites mais il en subsiste dans certains bâtiments qui n'ont pas été mis aux normes (voir p. 174).

Le plomb s'accumule progressivement dans l'organisme (notamment les dents et les os) et est particulièrement dangereux pour les jeunes enfants. Il a une incidence sur de multiples organes : il peut atteindre le cerveau, le foie, les reins et les os. On peut mesurer la concentration de plomb dans le sang. Actuellement, il n'existe pas de seuil en deçà duquel l'exposition au plomb serait inoffensive.

1. M. H. Ward *et al.*, « Workgroup Report : Drinking water nitrate and health-recent findings and research needs », *Environmental Health Perspectives*, 2005, vol. 113, n° 11, p. 1607-1614.
2. La norme européenne a fixé le taux maximum à 50 mg/l, sur la base des recommandations de l'OMS, en fonction des risques encourus par les catégories de personnes les plus vulnérables (femmes enceintes et nourrissons).

Les pesticides

Son taux en pesticides et autres polluants est en général élevé, tout comme son taux en résidus médicamenteux, que les techniques actuelles ne permettent pas de filtrer (rejets des hôpitaux, reliquats de pilules contraceptives...)[1].

Les hydrocarbures aromatiques polycycliques (HAP)

On peut également y relever des HAP, polluants toxiques et cancérigènes, et de l'atrazine, un perturbateur endocrinien et polluant persistant issu d'un herbicide interdit depuis 2003 (voir aussi p. 115).

- **La filtration : une solution ?**

Pour diminuer le taux de polluants dans l'eau du robinet et de la douche (car ils pénètrent aussi dans le corps par la peau), il est préférable de s'équiper de systèmes de filtration. Il en existe de différents types :

- **Les filtres à sédiments :** en cellulose ou en matériaux synthétiques, ils éliminent les plus importantes particules (notamment tous les polluants que nous venons de citer). Leur enveloppe transparente permet de voir à quel moment il faut changer le filtre.
- **Les carafes filtrantes :** les filtres sont à base de charbon actif et de résines échangeuses d'ions. Le charbon actif filtre le chlore et une partie des résidus de pesticides. Les résines captent une partie du calcium et du plomb notamment.

INFO OU INTOX ?

Les carafes filtrantes, des nids à microbes ?

Des tests faits par la revue *Que choisir* ont montré une bonne efficacité des carafes filtrantes sur le chlore et le mauvais goût de l'eau mais des résultats irréguliers sur les autres polluants[2]. De surcroît, elle précise que les cartouches peuvent libérer des bactéries ou des particules issues du charbon actif ou des résines.

Les filtres qui se posent directement sur le robinet (y compris sur celui de la baignoire ou sur le pommeau de la douche), avec une durée de vie de deux à six mois, semblent plus efficaces.

1. La législation fixe à 0,1 µg/l la limite de qualité pour chaque type de pesticide, et à 0,5 g/l la limite de qualité pour la concentration totale en pesticides.
2. *Que choisir*, n° 481, mai 2010.

- **Les filtres à céramique et charbon actif :** il s'agit de l'association de deux techniques complémentaires dans une même grosse cartouche, installée sur ou sous l'évier. L'eau passe d'abord dans le charbon actif compressé, puis dans les micropores de céramique, retenant les bactéries et les résidus chimiques les plus fins. (Ce type de filtre est à réserver au robinet d'eau froide.)
- **Les filtres à osmose inverse :** c'est le système le plus efficace, il élimine tous les polluants mais aussi – revers de la médaille – de 85 à 99 % des sels minéraux. La membrane du filtre est double. Toutefois, certains spécialistes reprochent à l'eau osmosée de ne plus contenir suffisamment de minéraux et de devenir ainsi une « eau morte ». Néanmoins, l'eau filtrée devient alors beaucoup moins nocive pour la santé. C'est le meilleur filtre, à notre avis, pour un usage courant.
- **Les stérilisateurs par ultraviolets :** ils sont composés d'une lampe UV gainée de quartz, exposant l'eau qui passe dans un tube inox aux rayons UV. Ce système doit être précédé d'un filtre à sédiments.

[Principe de précaution]

Joseph Országh, chercheur belge et spécialiste de la potabilisation de l'eau de pluie, déconseille ce traitement aux UV. Il a en effet constaté des effets négatifs sur les plantes arrosées avec une telle eau ainsi que sur des graines en germination, car ce traitement tue aussi certains micro-organismes inoffensifs.

- **Les dynamiseurs et revitaliseurs** : leur but est de conférer à l'eau de nouvelles propriétés vitales. Il faut s'assurer que chacun de ces systèmes filtre bien les polluants.

[Ce qu'il faut retenir]

→ Eau du robinet : les bons réflexes

- Évitez de boire une eau qui a séjourné longtemps dans les tuyaux. Ainsi, lorsque vous rentrez de vacances, laissez-la couler jusqu'à ce qu'elle soit bien fraîche.
- N'utilisez jamais l'eau chaude du robinet pour vos boissons chaudes : ayant stagné dans le ballon, elle n'est pas recommandée à la consommation.
- Installez un système de filtre (à charbon actif ou à osmose inverse) afin d'éliminer un maximum de polluants, y compris dans la salle de bains.
- Vérifiez si nécessaire la qualité de votre eau sur le site internet du ministère de la Santé ou adressez-vous à votre mairie.

Les boissons chaudes : café, chocolat et thé

« L'amour sans philosopher, c'est comme le café, très vite passé... »
Serge Gainsbourg, « Couleur café »

Café : le cas du déca

Le café torréfié, en grains ou moulu, est soumis à une règlementation stricte : appellations, taux de caféine, etc. Arabica ou robusta, café vert… chacun fait son choix en fonction de ses goûts. En revanche, ce qu'il faut savoir, c'est ce que certaines dénominations cachent… Nous nous intéresserons particulièrement au déca.

Un café décaféiné a subi un traitement pour ne plus contenir de caféine (sachant qu'il en reste toujours un peu[1]). Soit. Mais savez-vous que ce traitement est loin d'être neutre ? Plusieurs méthodes sont utilisées pour la décaféination :
- à l'eau et au dioxyde de carbone liquide (méthode H_2OC) ;
- à l'acétate d'éthyle ;
- au chlorure de méthylène (méthode DCM).

La première méthode de décaféination dite naturelle n'utilise que de l'eau et du dioxyde de carbone. Les grains verts sont passés à la vapeur avant d'être immergés dans de l'eau dans laquelle on fait circuler du dioxyde de carbone sous haute pression. Le CO_2 dissout alors la caféine de manière naturelle. Aucun produit chimique n'est utilisé et il n'y a pas de risque avéré pour la santé avec cette méthode.

Il en va autrement avec la décaféination par solvants chimiques, pour laquelle ont opté les industriels du café : les grains verts sont gonflés avec de la chaleur sous pression. La caféine est ensuite extraite avec un solvant chaud. Les solvants le plus souvent utilisés actuellement sont le chlorure de méthylène et l'acétate d'éthyle, peu onéreux. Il semblerait donc, encore une fois, que notre santé passe après d'autres intérêts.

L'acétate d'éthyle fait partie des éthanols. Les toxicologues et les épidémiologistes ont acquis une bonne connaissance des mécanismes

1. Sa teneur en caféine est égale ou inférieure à 0,1 % (sur poids total sec).

de l'éthanol et de ses effets après ingestion : cancers, cirrhose du foie, troubles du système nerveux, syndrome d'alcoolisation fœtale, etc.[1].

Quant au chlorure de méthylène, c'est un solvant chloré classé cancérigène par le CIRC, groupe 2B (potentiellement cancérigène pour l'humain) et classé cancérigène pour l'animal, groupe A3, par The American Conference for Governmental Industrial Hygienist (ACGIH). Il est à l'origine de nombreuses morts toxiques au travail. De nombreux cas ont été publiés en médecine légale[2].

MIEUX CONSOMMER, MIEUX MANGER

Un vrai déca, naturellement

Avec une machine à expresso, il suffit de retirer la tasse juste avant la fin pour obtenir un déca, car la caféine n'apparaît qu'à la fin du processus.
Vous pouvez aussi remplacer le café par du « café » d'orge, dont la production ne subit pas tous ces processus toxiques.

Chocolat : très fumant...

« La vie, c'est comme une boîte de chocolats, on ne sait jamais sur quoi on va tomber. » Robert Zemeckis (dialogue du film *Forrest Gump*)

Le chocolat, si gourmand et riche en antioxydants, est un aliment santé par excellence. Néanmoins, il n'est pas épargné par certains polluants, comme les métaux lourds, les pesticides, les OGM et l'acrylamide... Rien que ça !

- **Cacao et métaux lourds**

Cacao et chocolats peuvent contenir des métaux lourds (cadmium, plomb et mercure, entre autres) provenant des activités humaines ou de l'environnement. Depuis que la DGCCRF a trouvé du cadmium dans l'un de ses échantillons de chocolat en 2014, une enquête est reconduite chaque année.

1. S. Kleinbeck *et al.*, « Evaluation of ethyl acetate on three dimensions: investigation of behavioral, physiological and psychological indicators of adverse chemosensory effects », *Toxicology Letters*, novembre 2008, vol. 182, n° 1-3, p. 102-109.
2. US Department of Health and Human Services, « Toxicological profile for methylene chloride », septembre 2000, disponible sur : http://www.atsdr.cdc.gov/toxprofiles/tp14.pdf

• Cacao et pesticides

Il n'est pas rare non plus de trouver des cacaos chargés en pesticides, selon la méthode d'agriculture utilisée. Ainsi, une étude de 2009 parue dans l'*International Journal of Biological and Chemical Sciences*[1] a trouvé 18 types de pesticides organochlorés dans le cacao et le beurre de cacao de certaines régions de Côte d'Ivoire.

• Cacao et acrylamide

L'acrylamide est une substance toxique se formant au cours de la cuisson de certains aliments particulièrement riches en amidon (pour plus de précisions, voir p. 194). Le cacao n'y échappe pas : l'acrylamide se forme systématiquement au cours de la torréfaction[2] (on en trouve aussi dans les céréales torréfiées, le café…). Seuls les cacaos crus (dont les fèves ne sont pas torréfiées, c'est-à-dire chauffées à environ 180 °C pendant trente minutes) n'en contiennent pas. De plus, le cacao cru est plus riche en antioxydants et en magnésium.

• Cacao et lécithine

La lécithine fait partie de ces additifs qui peuvent être toxiques pour l'organisme (voir aussi p. 156). C'est un composé d'acides gras, de phosphates et de glycérol, issu du raffinage d'une huile, le plus souvent l'huile de soja. La lécithine n'a rien d'indispensable dans la fabrication du chocolat : le beurre de cacao est le meilleur émulsifiant. Mais l'industrie lui préfère souvent la lécithine (souvent de soja OGM, qui plus est) car elle revient… beaucoup moins cher. Or, le soja peut être allergisant et contient des phyto-œstrogènes, telle que l'isoflavone génistéine, accusée par certaines études d'engendrer des cancers, notamment du sein[3].

[Pour en savoir plus]

→ Tout sur le cacao

Le terme « cacao » désigne le fruit du cacaoyer, arbre poussant dans les régions tropicales, mais aussi, plus couramment, la poudre obtenue après torréfaction et broyage de l'amande des fèves (ou graines, contenues dans la cabosse) de cacao fermentées. Le cacao contient différentes substances pouvant agir sur les fonctions mentales : elles sont dites psychoactives. On peut citer par exemple la caféine, la sérotonine, la théobromine, le tryptophane et la tryptamine.

---

1. H. M. Biego *et al.*, « Niveaux de résidus de pesticides organochlorés dans les produits du cacao en Côte d'Ivoire », *IJBCS*, 2009, vol. 3, n° 2, p. 297-303.
2. Communiqué de presse du comité scientifique de l'Agence fédérale pour la sécurité de la chaîne alimentaire (AFSCA) en Belgique, 16 décembre 2014.
3. C. A. Enderlin *et al.*, « Dietary soy intake and breast cancer risk », *Oncology Nursing Forum*, septembre 2009, vol. 36, n° 5, p. 531-539.

Le cacao est aussi utilisé dans l'industrialisation des cigarettes afin de rendre le tabac plus doux et d'améliorer son goût ! La quantité moyenne de cacao ajoutée tourne autour de 0,3 % et peut monter jusqu'à 1 % du poids total de tabac incorporé. Or, les composants du cacao accroissent le phénomène d'addiction du fumeur de deux façons : ils favorisent l'absorption de plus grandes quantités de nicotine par les poumons et génèrent de l'harmane, substance pouvant agir sur l'humeur comme un antidépresseur. L'Office fédéral de la santé publique de Suisse (OFSP) alerte la population sur ce point précis[1].

MIEUX CONSOMMER, MIEUX MANGER

Cacao et sucre : la cohabitation

Faibles en cacao et très forts en sucres ! C'est le constat que l'on peut faire lorsqu'on détaille la composition de nombreux produits cacaotés de consommation courante.

– **Tablettes** : afin de bénéficier au maximum des propriétés nutritionnelles du cacao, il est préférable de choisir un chocolat noir composé d'au moins 65 % de cacao.

– **Chocolats en poudre** : soyez vigilant, surtout en ce qui concerne les petits déjeuners pour enfants. Il s'agit plus souvent de sucre aromatisé au cacao (de 15 à 30 % de cacao) que l'inverse ! Il est préférable d'acheter du cacao en poudre (100 % cacao) pour élaborer vos préparations vous-même.

– **Pâtes à tartiner** : leur teneur en cacao est 8 à 10 fois plus faible en moyenne que dans une tablette de chocolat ! Consommez-en modérément, voire pas du tout. Ou faites-vous des tartines de chocolat fondu.

[Ce qu'il faut retenir]

→ Cacao et produits chocolatés

- Choisissez de préférence les tablettes enveloppées dans du papier écologique plutôt que dans du papier aluminium, car le chocolat absorbe le métal.
- Évitez les produits contenant de la lécithine. Les magasins bio proposent aujourd'hui de nombreuses marques de chocolat sans lécithine. Outre la qualité du produit, le goût est incomparable.
- Vérifiez toujours les taux de sucre et de cacao dans la liste des ingrédients.

Le thé : à mettre en aparté ?

On ne met plus en doute les vertus du thé, connu pour ses effets anticancéreux, ses bénéfices sur le système cardio-vasculaire, sur le diabète ou encore ses propriétés anti-infectieuses. Néanmoins, peut-on

1. L'Institut national de la santé publique et de l'environnement des Pays Bas (RIVM) et le Centre allemand de recherche sur le cancer (DKFZ) : www.bag.admin.ch

encore aujourd'hui boire tranquillement un thé « en oubliant le bruit du monde », comme le disait Lu Yu, maître de thé au VIIIe siècle ?

Des chercheurs canadiens ont analysé 30 variétés de thés différentes : noir, vert, blanc, oolong, biologiques ou non[1]. 73 % des thés contenaient du plomb et de l'aluminium, du mercure, de l'arsenic et du cadmium ! Ces contaminants peuvent provenir du sol, de l'eau ou de l'air du milieu dans lequel les plantes sont cultivées. Ce sont majoritairement les feuilles qui absorbent les polluants.

Selon cette étude, après trois à quatre minutes d'infusion, on relève des concentrations en plomb supérieures aux recommandations dans 73 % des thés, tout particulièrement nocives pour les femmes enceintes ou allaitantes, notamment par leurs effets sur le développement du cerveau du bébé. Infusés quinze minutes, ils sont alors 83 % à être impropres à la consommation des futures mamans. Une consommation de trois ou quatre tasses de thé par jour suffit à engendrer des effets négatifs. D'après l'étude, les thés oolong en provenance de Chine seraient les plus riches en plomb. Les plus faibles taux ont été constatés dans les thés blancs biologiques d'Inde ou du Sri Lanka.

N'AVALONS PAS N'IMPORTE QUOI !

Attention aux thés en provenance d'Inde

L'organisation Greenpeace a testé 11 marques de thés indiens collectés entre mars 2013 et mai 2014. Le constat est ahurissant : au moins 94 % d'entre eux contenaient des pesticides, 60 % un cocktail de 10 produits chimiques différents. Un échantillon contenait même 10 pesticides distincts à lui tout seul !
67 % étaient contaminés par le DDT, cancérigène toxique pour les humains et l'environnement, interdit aux États-Unis et en Europe. D'autres composés organophosphorés ont également été trouvés dans les échantillons.

L'intoxication au plomb, ou « saturnisme », peut être à l'origine d'une baisse de QI, de troubles du comportement ou encore d'épilepsie. Les sociétés occidentales ont déjà réagi, devant l'ampleur de ce problème de santé publique, en interdisant le plomb dans les peintures, l'essence ou dans les canalisations d'eau, et ce dès 1949. L'OMS avait fixé des

1. G. Schwalfenberg *et al.*, « The benefits and risks of consuming brewed teas: beware of toxic element contamination », *Journal of Toxicology*, octobre 2013, n° 23, article ID 370460.

doses maximales hebdomadaires tolérables, mais, au fur et à mesure des études, ces seuils ont été revus à la baisse, car le plomb est extrêmement toxique, même à faible dose.

Pour 1 l de thé, le niveau d'exposition varie de 0,1 à 4,39 µg (sachant que le seuil acceptable pour un adulte est de 15 µg par litre ; il est ramené à 0,5 µg pour le fœtus), auquel on peut ajouter le plomb libéré par une tasse en porcelaine ou en email de mauvaise qualité, ainsi que le plomb de l'eau.

[Ce qu'il faut retenir]

→ Peut-on continuer à boire du thé ?

Oui, avec modération.

- Ne dépassez pas trois minutes d'infusion, car plus le thé infuse plus il libère de métaux lourds (aluminium, arsenic, cadmium ou césium).
- Buvez-le de préférence dans une théière en verre borosilicate, matière inerte, ou encore en fonte naturelle non revêtue. Évitez autant que possible la porcelaine de mauvaise qualité (certaines porcelaines de Chine sont faites à base… d'os) ou les matières poreuses.

Le vin

« À la première coupe, l'homme boit le vin ;
à la deuxième coupe, le vin boit le vin ;
à la troisième coupe, le vin boit l'homme. » Proverbe japonais

Le scoop n'en est plus un : les vins conventionnels sont contaminés par de nombreux produits toxiques ! Malheureusement, lorsque vous buvez votre ballon de rouge (ou de blanc), vous avalez systématiquement une bonne dose d'additifs et de polluants, notamment des pesticides ou des doses souvent excessives de soufre.

En mars 2008, des analyses de différents vins en provenance de nombreux pays du monde – aussi bien des grands crus que des simples vins de table – ont été faites par les associations du Pesticide Action Network Europe (PAN Europe), dont le Mouvement pour le droit et le respect des générations futures (MDRGF). En revanche, aucun pesticide n'a été retrouvé dans les vins biologiques analysés[1].

1. Source : www.generations-futures.fr

N'AVALONS PAS N'IMPORTE QUOI !

Vins et sulfites

Les vins contenant plus de 10 mg/l de sulfites doivent porter la mention « contient des sulfites » sur l'étiquette, mais cela ne vous dit pas s'ils en contiennent 20… ou 300 mg !
A contrario, pour être certain de boire un vin sans sulfite, vérifiez que la mention « sans sulfites ajoutés » figure sur l'étiquette. C'est la seule garantie.

Il est donc vivement conseillé de choisir des vins biologiques, biodynamiques ou dits naturels. Mais quelles sont les différences entre ces trois types de vins ?

Choisir des vins biologiques, c'est logique !

Jusqu'en juillet 2012, la certification biologique portait seulement sur la production des raisins mais pas sur la vinification. Depuis le mois d'août 2012, cette dernière doit également être biologique. Ces normes s'appliquent dans toute l'Europe. Les bouteilles portent le label AB français et/ou le logo Bio européen.

En viticulture biologique, pesticides de synthèse, engrais chimiques et OGM sont interdits. Les herbicides sont remplacés par l'arrachage manuel ; les engrais doivent être d'origine naturelle (compost par exemple). C'est toute une éthique qui est mise en place, prônant le respect du vivant et les cycles naturels. Par ailleurs, contrairement à la viticulture conventionnelle, l'ajout de soufre est soumis à de strictes restrictions, et les additifs servant à la fermentation, la stabilisation et la filtration sont limités.

Cette qualité du produit n'élève pas pour autant le prix de la bouteille. On en trouve aujourd'hui dans la plupart des commerces de proximité aux alentours de 4 euros.

Les vins biodynamiques : on peut leur demander la lune

Ce n'est pas une simple expression, ces vins vivent au rythme du calendrier lunaire. C'est l'Autrichien Rudolph Steiner[1] qui a mis en

1. À l'origine des écoles Steiner-Waldorf.

place, dans les années 1920, les principes de l'agriculture biodynamique. Il prônait l'idée selon laquelle tout domaine agricole est un organisme vivant, le plus diversifié et autonome possible. Les engrais chimiques sont interdits, seul le compost est autorisé. La grande différence avec l'agriculture biologique est l'emploi de techniques spécifiques reliant la terre au cosmos et appliquées à des périodes bien définies du calendrier lunaire, de la journée ou de l'année. Quant aux sulfites (voir p. 148), ils sont pratiquement inexistants en biodynamie.

Les vins naturels : ils reviennent au galop !

Les vins naturels ne reçoivent aucun produit de synthèse ni traitement systématique. Ils adoptent donc de fait les principes de l'agriculture biologique ou biodynamique mais n'en ont pas le label. L'utilisation de sulfites est également limitée. L'Association des vins naturels (AVN) défend un mode de production des vins sans additifs ajoutés.

[Ce qu'il faut retenir]

→ **Sur le vin**

– Privilégiez les vins sans sulfites, ces polluants étant nocifs pour la santé et très allergènes.
– Optez pour des vins naturels, certifiés bio ou issus de l'agriculture biodynamique.

Les jus de fruit

« Même quand nous dormons, nous veillons l'un sur l'autre.
Et cet amour, plus lourd que le fruit mûr d'un lac sans rire
et sans pleurer dure depuis toujours, un jour après un jour,
une nuit après nous. » Paul Éluard, *Le Dur Désir de durer*

« Pur jus », « concentré », « nectar » : comment s'y retrouver dans les jus de fruit ? Sous ces trois appellations se cachent des produits très différents. Ils ont toutefois un point commun : ce sont de véritables bombes à sucre, aussi nocifs que les sodas ! Et plus on en boit, plus on a envie d'en consommer. On se déculpabilise en privilégiant les jus de fruit frais pressés, mais ces derniers, contrairement aux idées reçues, n'ont pas que des atouts santé.

MIEUX CONSOMMER, MIEUX MANGER

Pur jus du rayon frais *vs* fruit pressé maison

Qu'ils soient issus de fruits pressés à la maison ou achetés au rayon frais, les purs jus de fruit sont sucrés et donc à consommer avec modération. Néanmoins, il vaut mieux un fruit pressé à la maison plutôt qu'un jus en bouteille, car les vitamines sont mieux préservées.

INFO OU INTOX ?

Le jus de fruit du petit déjeuner

Le Dr Susan Jebb, nutritionniste britannique de l'université d'Oxford, considère le jus de fruit comme un piège nutritionnel : un petit verre de jus d'orange industriel contient en moyenne 2 cuillerées à café de sucre (5 pour un grand verre), alors qu'une orange entière contient l'équivalent de 2 morceaux de sucre mais avec les fibres en plus[1] ! Elle recommande à ceux qui tiennent absolument à leur jus de fruit frais de le diluer dans un verre d'eau et de le boire dans le quart d'heure qui suit afin de préserver au maximum les vitamines.

N'AVALONS PAS N'IMPORTE QUOI !

S'y retrouver parmi les jus de fruit

Le 100 % pur jus de fruit frais, au rayon frais	
C'est celui qui ressemble le plus au jus de fruit frais que vous auriez pressé à la maison. Il provient d'une simple pression mécanique de fruits mûrs. Le jus est mis directement en bouteille.	
Avantages : – Pas d'adjonction de sucres ni d'additifs. – Ne subit aucun traitement thermique. – Garde une bonne partie de ses nutriments, vitamines et minéraux.	Inconvénients : – À consommer rapidement. – Ne contient plus de fibres et son index glycémique est bien plus élevé qu'un fruit entier non pressé. C'est un sucre rapide, absorbé aussitôt par l'estomac.

1. L'index glycémique est plus élevé pour un jus de fruit seul que pour un fruit consommé entier.

Le 100 % pur jus de fruit frais pasteurisé	
Ce jus a subi un traitement thermique : la pasteurisation flash, qui détruit les micro-organismes. On chauffe le jus de fruit à très haute température (de 95 à 98 °C) pendant 10 à 15 secondes, puis on le refroidit en quelques secondes, avant de le conditionner dans un emballage stérilisé.	
Avantages : – Il se conserve plus longtemps. – Il garde à peu près sa valeur nutritionnelle.	Inconvénients : – Le taux de vitamines diminue. – Il est dépourvu d'enzymes, protéines indispensables à la santé.
Le jus de fruit à base de jus concentré	
C'est un jus de fruit transformé. Après avoir exprimé le jus des fruits, on en extrait l'eau par évaporation sur le lieu même de la récolte avant de congeler ce concentré. Une fois arrivé à destination, le jus est reconstitué par adjonction de la quantité d'eau qu'il contenait initialement. On y ajoute souvent du sucre pour en rectifier la saveur. Attention : pour semer la confusion avec la mention « 100 % pur fruit », certains fabricants apposent sur l'étiquette la mention : « 100 % teneur en fruits » ou « 100 % jus de fruit ».	
Avantages : – Le prix : le procédé est pratique pour les industriels car il réduit les coûts de transport. – La conservation.	Inconvénients : – Subit souvent de mauvaises conditions de stockage, de lumière et de chaleur. – Le produit final est de médiocre qualité. On est loin du fruit.
Le nectar de fruit	
Les fruits sont réduits en purée. On y ajoute ensuite de l'eau et beaucoup de sucre, environ 20 % du produit final.	
Avantage : – Le faible prix.	Inconvénients : – Peu d'intérêt nutritionnel : il n'y a que de 25 à 50 % de fruit dans la composition, peu de vitamines et énormément de calories.
La boisson « goût fruit »	
Il s'agit là d'un mélange explosif de colorants, d'arômes artificiels, d'acides et d'autres additifs douteux, de sucre et d'eau !	
Avantages : – Aucun.	Inconvénients : – Tous.

[Ce qu'il faut retenir]

→ Sur les jus de fruit

- Évitez de boire régulièrement du jus de fruit (ne l'intégrez pas systématiquement à votre petit déjeuner). Préférez les fruits entiers, dont l'index glycémique est plus bas, grâce aux fibres qu'ils contiennent.
- Choisissez les 100 % pur jus, au rayon frais de préférence.
- Ne confondez pas les nectars de fruit avec les jus. Les nectars renferment toujours du sucre ajouté ! D'une manière générale, vérifiez la composition sur l'étiquette, qui vous renseignera sur les sucres, additifs, colorants, eau, conservateurs…

Les sodas

« Trompe leurs inquiétudes, amuse-les par la musique, les danses, les boissons délicieuses. » Montesquieu, *Lettres persanes*

Pétillants, rafraîchissants, multicolores, parfois fluorescents, les sodas sont synonymes de convivialité et de détente. Seulement, voilà, depuis les années 1950, leur consommation a quintuplé en France, le succès d'un célèbre cola américain ayant dépassé toutes les frontières… Certaines personnes en boivent même tous les jours à table ! Or, leur consommation est largement controversée par les chercheurs et les médecins, lesquels ont mis en évidence un lien direct entre leur consommation et diverses pathologies, en premier lieu l'obésité.

Un cocktail de poisons

Le soda, tel qu'il est défini par la DGCCRF, est une boisson gazéifiée, non alcoolisée, pouvant être aromatisée de plusieurs manières. Ce terme recouvre les colas, les limonades, et toutes les autres boissons gazeuses sucrées.

Le soda concentre tous les additifs, les colorants et les arômes les plus nocifs, sans compter son taux de sucre faramineux ! Voici le parfait cocktail pour déclencher les pires maladies de la civilisation moderne (voir chapitre sur les additifs, p. 132).

• Le sucre

Sachant qu'un morceau de sucre pèse 5 g et qu'un verre de soda ou de jus de fruit de taille standard (soit 15 cl) peut contenir jusqu'à 3 ou 4 morceaux de sucre, le calcul est simple : nous ingurgitons de 15 à 20 g de sucre par verre. Il est important d'en être conscient.

[À savoir]

Pour une canette de cola sucrée, comptez en moyenne 139 kcal et 35 g de sucre, soit l'équivalent de 7 morceaux de sucre !

En 2012, une enquête de l'association 60 Millions de consommateurs a relevé de nombreuses interrogations relatives aux sodas et à la grave atteinte qu'ils portent à la santé publique. Parmi les 52 boissons analysées, certains colas atteignent 115 g de sucre par litre, soit l'équivalent de 19 morceaux de sucre ! Les jus de fruit tournent autour de 108 g par litre, et les thés glacés atteignent 79 g par litre. Le sucre le plus souvent utilisé est le saccharose, qui favorise l'obésité.

Les boissons light ne sont pas meilleures pour la santé et n'ont aucun impact sur la perte de poids. En revanche, elles favorisent tout autant l'accoutumance au goût du sucre.

- **Les extraits végétaux**

Et nous ne sommes pas au bout de nos mauvaises surprises… Le secret industriel, s'il trouve sa justification d'un point de vue commercial, fait obstacle au droit des consommateurs à savoir quelles sont les substances chimiques de ce breuvage à la composition mystérieuse… Ainsi, l'on ne sait pas grand-chose de ces fameux « extraits végétaux » contenus dans de nombreux sodas. Certaines marques précisent parfois « épices, cannelle, noix de muscade, clou de girofle, vanille, maci, coriandre, agrumes, citron, citron vert, orange, baume de benjoin ou baume du Pérou », etc.

Quand on sait que les huiles essentielles peuvent être dangereuses pour les femmes enceintes, les nourrissons et les jeunes enfants, et qu'elles sont interdites dans certains médicaments, même à faible dose, où est la logique ? Même si elles représentent « moins de 2 % du produit fini », certaines substances d'origine végétale, telles que les terpènes[1], peuvent être problématiques pour les sujets allergiques. Or, aucune évaluation toxicologique concernant ces substances n'a été réalisée à ce jour.

- **La caféine**

Dans de nombreux colas, la caféine dépasse les 100 mg par litre, dose équivalente à… 2 tasses de café ! D'après une étude américaine, les enfants ingèrent en moyenne 58 mg de caféine par jour,

1. Hydrocarbures végétaux aux molécules odoriférantes.

soit l'équivalent d'un petit expresso[1]. Donner du soda à vos jeunes enfants, c'est comme leur préparer du vrai café (voir Risque d'arrêt cardiaque, p. 109).

• Le colorant 4-MEI

Le colorant 4-méthylmidazole (ou 4-MEI) est présent dans les colorants caramel. Bien que potentiellement cancérigène pour l'homme – et à ce titre interdit en Californie –, il entre dans la composition de certains colas français (voir chapitre sur les colorants, p. 136).

Le 4-MEI est un cancérigène animal avéré[2]. Sa toxicité pour l'homme fait l'objet de discussions mais sa non-toxicité n'a pas été prouvée scientifiquement. Par conséquent, le principe de précaution devrait s'imposer[3].

Par mesure de prudence, la législation californienne a abaissé à 29 µg la dose journalière admissible concernant cette substance, contraignant ainsi deux grands leaders du marché du soda à changer la composition de leurs boissons au cola. S'ils ne l'avaient pas fait, ils auraient été dans l'obligation d'apposer un avertissement sur l'étiquette du type : « Attention, produit contenant un composé cancérigène ». Néanmoins, selon l'association de consommateurs américaine CSPI, une canette américaine (35 cl) de cola en contiendrait… 142 à 146 µg ! En France, le taux admissible pour ce colorant n'a pas été modifié, la recette des boissons est donc restée inchangée.

• L'acide phosphorique

L'acide phosphorique, présent dans de nombreux sodas de type colas, présenterait des risques pour la santé de ceux qui en consomment quotidiennement. Il peut engendrer des calculs rénaux et des dysfonctionnements des reins. Une étude américaine[4] menée en 2008 auprès de 465 personnes ayant déclenché une insuffisance rénale a mis en évidence qu'il suffit de 2 verres de soda contenant de l'acide phosphorique par jour pour multiplier par deux le risque d'insuffisance rénale.

---

1. A. H. Malik *et al.*, « Impact of sugar-sweetened beverages on blood pressure », *The American Journal of Cardiology*, mai 2014, vol. 113, n° 9, p. 1574-1580.
2. Étude faite sur des souris de laboratoire : M. F. Jacobson, « Carcinogenicity and regulation of caramel coloring », *International Journal of Occupational and Environmental Health*, juillet-septembre 2012, vol. 18, n° 3, p. 254-259.
3. À terme, la Food and Drug Administration (FDA) devrait interdire ce colorant très utilisé dans l'alimentation.
4. T. M. Saldana *et al.*, « Carbonated beverages and chronic kidney disease », *Epidemiology*, juillet 2007, vol. 18, n° 4, p. 501-506.

N'AVALONS PAS N'IMPORTE QUOI !

Acide citrique *vs* acide phosphorique

Étant donné que la plupart des sodas contiennent de l'acide citrique et non phosphorique, il ne tient qu'à vous de lire attentivement les étiquettes et de ne pas abuser de ce type de boisson !

- **Les contenants**

Les sodas sont souvent acides et la plupart sont conservés dans des canettes : le vernis qui les tapisse se dissout au contact de la boisson, laissant métaux et autres produits toxiques ou indésirables se diluer dans le soda…

Pourquoi éviter les sodas ?

Une étude alarmante[1], menée par le Dr Dariush Mozaffarian de l'université Tufts à Boston, a révélé que la consommation de boissons sucrées aurait été responsable de plus de 180 000 décès en 2010. Dans les cas répertoriés, 133 000 étaient dus au diabète, 45 000 à des pathologies cardio-vasculaires et 6 450 à des cancers. Les recherches se fondent sur 62 enquêtes diététiques réalisées dans 51 pays sur 612 000 personnes entre 1980 et 2010. Le Dr Mozaffarian affirme que l'élimination ou la réduction de la consommation de soda est une « priorité planétaire ».

De nombreuses études ont établi des corrélations fortes entre la consommation excessive de soda et les pathologies suivantes :

- **Obésité**

Pour la première fois, en septembre 2012, trois études menées aux États-Unis ont établi un lien direct entre la consommation de soda et le surpoids[2].

1. D. Mozaffarian *et al.*, « Estimated global, regional and national Disease Burdens related to Sugar, Sweetened Beverage Consumption in 2010 », *Circulation*, 25 août 2015, vol. 132, n° 8, p. 639-666.
2. C. B. Ebbeling *et al.*, « A randomized trial of sugar-sweetened beverages and adolescent body weight », *The New England Journal of Medicine*, octobre 2012, vol. 367, n° 15, p. 1407-1416 ; Q. Qibin *et al.*, « Sugar-sweetened beverages and genetic risk of obesity », *op. cit.*, p. 1387-1396 ; J. C. Ruyter *et al.*, « A trial of sugar-free or sugar-sweetened beverages and body weight in children », *op. cit.*, p. 1397-1406.

• Cancer de l'œsophage

Une étude indienne a mis en évidence une forte corrélation entre l'augmentation de la consommation individuelle de soda durant les vingt dernières années et celle du nombre de cancers de l'œsophage[1].

• Vieillissement accéléré des cellules

Une étude américaine affirme que boire des sodas quotidiennement peut faire vieillir nos cellules immunitaires de près de deux ans : les chercheurs de l'université de Californie à San Francisco ont montré que boire quotidiennement des sodas sucrés avait un impact sur la région située à l'extrémité des chromosomes, responsable, entre autres, du vieillissement des cellules. Elissa Epel, professeur de psychiatrie ce cette université, explique que le fait de boire un soda sucré nous fait absorber une dose massive de sucre en quelques secondes, et que « c'est un geste toxique pour le métabolisme[2] ».

• Risque de diabète

Nous l'avons vu (p. 104), les sodas sont très riches en sucre. Il semblerait que la forme liquide du sucre puise donner une explication à l'apport calorique excessif de ces boissons. En Europe, une étude épidémiologique européenne publiée en 2013[3] dans la revue *Diabetologia* a confirmé qu'une canette de soda par jour est suffisante pour augmenter de 20 % le risque de diabète de type 2 (non insulinodépendant).

Pour en alléger la charge calorique, les fabricants ont mis sur le marché des boissons sans sucre, à base d'édulcorants, dont les effets sur la santé sont très discutés (voir chapitre sur les édulcorants, p. 165).

• Appétit stimulé

Une autre étude[4] a démontré que les personnes en surpoids qui boivent des sodas light consomment un surplus de nourriture allant en moyenne de 88 à 194 kcal par jour. Ce phénomène pourrait s'expliquer par la recherche d'une sensation de plaisir lié au goût sucré : le fait de

1. Présentation lors du Congrès américain sur les maladies digestives, « Digestive disease week », en mai 2004, à la Nouvelle-Orléans (M. Mallath, « Rise of esophageal adenocarcinoma in USA is temporally associated with the rise in carbonated soft drink consumption »).
2. C. W. Leung *et al.*, « Les sodas et le vieillissement cellulaire : associations entre la consommation de boissons sucrées et la longueur des télomères des leucocytes chez les adultes en bonne santé, à partir d'enquêtes nationales et examens nutritionnels », *American Journal of Public Health*, décembre 2014, vol. 104, n° 12, p. 2425-2431.
3. The InterAct Consortium, « Consumption of sweet beverages and type 2 diabetes incidence in European adults: results from Epic-InterAct, *Diabetologia*, juillet 2013, vol. 56, n° 7, p. 1520-1530.
4. S. N. Bleich *et al.*, « Diet-beverage consumption and caloric intake among US adults, overall and by body weight », *American Journal of Public Health*, mars 2014, vol. 104, n° 3, p. e72-e78.

consommer du « vrai » sucre engendre une libération instantanée de dopamine, l'hormone du plaisir, dans l'aire cérébrale de la récompense. Or cette sensation est moindre avec les édulcorants.

- **Hypertension**

D'après des études américaines[1], la consommation de boissons sucrées augmenterait le risque d'hypertension de 27 à 70 %, y compris pour les jeunes consommateurs.

- **Risque d'arrêt cardiaque**

Nous l'avons vu (p. 105), certains colas contiennent beaucoup de caféine. Des chercheurs japonais de l'université de Fukuoka, au Japon, ont fait une étude[2] dont ils ont clairement conclu que « la consommation de sodas peut avoir un impact sur les maladies cardio-vasculaires mortelles, notamment l'acidité de ces boissons peut jouer un rôle important dans ce facteur ».

- **Apparition plus précoce des premières menstruations**

Une étude publiée en janvier 2015 dans la revue *Human Reproduction*[3] met en corrélation les boissons sucrées et l'apparition des premières règles chez les jeunes filles. Des chercheurs de l'université de Harvard ont démontré que les filles buvant plus d'une portion[4] et demie de boisson sucrée par jour ont leurs premières règles environ 2,7 mois avant celles en consommant moins de deux portions par semaine. Soit à 12 ans et 9 mois pour les premières et 13 ans pour les autres.

[Ce qu'il faut retenir]

→ **No sodas !**

Au vu de toutes les études scientifiques présentées à ce jour, un constat s'impose : les sodas ne sont pas bons pour la santé. Il est en de même du cocktail d'additifs présents dans ces boissons : nous n'avons pas le recul suffisant par rapport à leurs effets secondaires. Si vous tenez à rester en bonne santé, bannissez les sodas au quotidien, n'en consommez qu'à titre occasionnel.

1. A. M. Branum *et al.*, « Trends in caffeine intake among US children and adolescents », *Pediatrics*, mars 2014, vol. 133, n° 3, p. 386-393.
2. Étude dirigée par le Pr Keijiro Saku et présentée au congrès de l'European Society of Cardiology (ESC) en septembre 2015.
3. J. L. Carwile *et al.*, « Sugar-sweetened beverage consumption and age at menarche in a prospective study of US girls », *Human Reproduction*, mars 2015, vol. 30, n° 3, p. 675-683.
4. Une portion = une canette (soit 33 cl) de soda, de jus de fruit ou de thé glacé.

2

LES STARS DU TOXIQUE

« Quand ils auront coupé le dernier arbre,
pollué la dernière rivière,
et pêché le dernier poisson,
alors ils comprendront que l'argent ne se mange pas. »

Proverbe amérindien

Les pesticides : on en a jusqu'au trognon

Pesticides : sous contrôles ?

Un pesticide est une substance destinée à repousser, détruire ou combattre les nuisibles et les espèces indésirables de plantes ou d'animaux. Sont inclus les régulateurs de croissance des plantes, les fongicides, les insecticides, les herbicides, les défoliants (pour faire tomber les feuilles), les dessicants (pour absorber l'humidité), les agents qui réduisent le nombre de fruits ou évitent leur chute précoce ainsi que les substances appliquées avant ou après récolte pour conserver les produits pendant leur stockage et leur transport[1].

On compte près de 100 familles chimiques de pesticides. D'après l'OMS, les facteurs influant sur leur toxicité sont la dose, les modalités d'exposition, le degré d'absorption, la nature des effets de la matière active et de ses métabolites, l'accumulation et la persistance du produit dans l'organisme.

Les POP : un danger persistant

Certains composés, comme les pesticides organochlorés de première génération, sont des polluants organiques persistants (POP). Le danger que représentent ces produits est d'autant plus grand que :
- ils ne se dissolvent ni ne s'amenuisent dans l'environnement (ce qui engendre un effet cumulatif année après année) ;
- ils sont dispersés dans l'environnement via les courants atmosphériques et marins ;
- ils s'accumulent dans les graisses via la chaîne alimentaire, notamment chez l'homme ;
- ils sont dangereux pour la santé et engendrent diverses maladies.

Ce qui signifie que vous avez toutes les chances de les retrouver dans les aliments que vous ingérez, même si la législation en a proscrit l'utilisation.

1. Rapport d'information sur les pesticides, Assemblée nationale, 2 juin 2009.

Un exemple : en Martinique ou en Guadeloupe, le chlordécone, un insecticide utilisé dans la lutte contre le charançon dans les bananeraies jusqu'en 1993, a massivement pollué les eaux : en 2004, 96 % des rivières et 61 % des nappes d'eau souterraines étaient encore contaminées[1]. L'Afsset précise qu'il faudra en moyenne une trentaine d'années pour que les sols éliminent les pesticides infiltrés.

Réglementation et contrôles

Un règlement européen de 2005 définit les limites maximales applicables aux résidus de pesticides présents dans ou sur les denrées alimentaires et les aliments pour animaux d'origine végétale et animale[2]. Il prévoit la réalisation de programmes communautaires et nationaux de contrôle, fondés sur l'évaluation des risques pour les consommateurs. Les programmes nationaux de surveillance intègrent, entre autres, la recherche de résidus de pesticides dans les fruits et légumes, les céréales, les aliments destinés à l'alimentation infantile, les denrées d'origine animale, y compris la surveillance des produits de la mer et d'eau douce. Déjà en 2001, la Convention de Stockholm avait établi une liste de pesticides dangereux dite « La sale douzaine », que l'Union européenne prend en considération dans sa réglementation[3]. Pour l'eau destinée à la consommation humaine, les états membres se réfèrent à une autre directive[4].

À partir des résultats d'analyse, une évaluation *a posteriori* de l'exposition alimentaire et des risques liés aux résidus de pesticides est faite au niveau communautaire par l'Efsa et au niveau national par l'Anses. L'Observatoire des résidus de pesticides (ORP) de l'Anses est en charge de cette évaluation et de l'actualisation des indicateurs de risque alimentaire lié aux résidus de pesticides pour la population.

Malgré une règlementation qui se veut rassurante et les limites imposées aux producteurs, la France reste le premier pays européen pour l'utilisation de pesticides : 76 100 tonnes de produits phytosanitaires (dont 90 % concerne l'agriculture) répandus dans les champs en 2004, bien davantage que des pays comme l'Allemagne, l'Italie ou l'Espagne.

1. Étude de l'Institut français de l'environnement, 2004.
2. Règlement (CE) n° 396/2005 du 23 février 2005.
3. Règlement (CE) n° 850/2004 du 29 avril 2004.
4. Directive 98/83/CE du 3 novembre 1998.

Les dangers des pesticides sur la santé

La mission commune d'information sur les pesticides pour la santé du Sénat précisait déjà en 2012 que les dangers et les risques des pesticides pour la santé étaient sous-évalués. Des effets sanitaires lourds à long terme « ne peuvent actuellement être recensées et semblent être appelés à se multiplier ». Le Sénat a présenté un rapport[1] visant à dénoncer les risques pour les utilisateurs : dermatoses, problèmes respiratoires, troubles neurologiques et cognitifs, cancers. En effet, les dangers des pesticides sur la santé humaine sont multiples.

Troubles de la reproduction

Les pesticides sont de grands perturbateurs endocriniens. Ils entrent en interférence avec le fonctionnement du système hormonal et occasionnent des dommages sur la personne exposée (et même sur ses descendants). Les pesticides peuvent alors entraîner des troubles de la reproduction, voire des stérilités.

Une étude[2] a démontré qu'une consommation régulière de fruits et légumes à teneur élevée en pesticides était associée à une moindre qualité du sperme : le nombre de spermatozoïdes est inférieur de 49 % en moyenne (ce qui représente 86 millions de spermatozoïdes par éjaculation contre 171 millions). En outre, le taux de spermatozoïdes de formes normales est inférieur de 32 % !

Les femmes ne sont pas épargnées : l'exposition aux pesticides est aussi un facteur de risque d'infertilité très important. Une étude publiée en 2003[3] a démontré que les femmes travaillant à la préparation et à l'utilisation de pesticides et d'herbicides voyaient leur risque d'infertilité multiplié par... 27. Rien que ça !

Le plus grave, c'est que ces effets peuvent être héréditaires. Une étude a été faite sur des rats[4]. Des chercheurs ont exposé les femmes enceintes au méthoxychlor (un gaz insecticide) du 8e au 14e jour de

---

1. N. Bonnefoy, « Pesticides : vers le risque zéro », rapport fait au nom de la mission commune d'information sur les pesticides, n° 42, t. 1 (2012-2013), 10 octobre 2012.
2. Y. H. Chiu *et al.*, « Fruit and vegetable intake and their pesticide residues in relation to semen quality among men from a fertility clinic », *Human Reproduction*, mai 2015, vol. 30, n° 6, p. 1342-1351.
3. A. R. Greenlee *et al.*, « Risk factors for female infertility in an agricultural region », *Epidemiology*, juillet 2003, vol. 14, n° 4, p. 429-436.
4. M. Manikkam *et al.*, « Pesticide methoxychlor promotes the epigenetic transgenerational inheritance of adult-onset disease throught the female germline, *PLOS One*, juillet 2014, vol. 9, n° 7, e102091.

gestation. Ils ont ensuite évalué l'état de santé des descendants des 1er et 3e degrés à l'âge adulte. Le résultat est alarmant : ces derniers avaient davantage de risques de développer des maladies ovariennes et rénales, et ce, sur les trois générations suivantes… À méditer.

Troubles du fœtus

Les femmes enceintes sont plus vulnérables aux pesticides en raison du risque qu'ils représentent pour le développement du bébé, par leur présence dans le sang de la mère.

Ainsi, des chercheurs de l'Inserm[1] ont observé des traces d'atrazine (un herbicide) et un de ses métabolites dans l'urine de 5,5 % des femmes enceintes. L'atrazine est certes interdite en Europe depuis 2003, mais elle demeure très présente dans l'environnement, en raison de sa persistance, à des taux très inquiétants, dans les eaux de surface et l'eau du robinet. Malheureusement, cet herbicide est couramment utilisé hors d'Europe et aux États-Unis.

L'atrazine est un puissant perturbateur endocrinien : il dérègle l'équilibre hormonal de l'organisme. Il suffit d'une concentration très faible, de l'ordre de 0,1 partie par milliard, pour que l'atrazine inverse le sexe des batraciens et des poissons, changeant les mâles en femelles[2] !

Une femme enceinte qui boirait de l'eau contaminée à plus de 0,4 µg par litre mettrait en danger son enfant :
- risques de retards de croissance pour le fœtus ;
- augmentation de 70 % du risque de réduction du périmètre crânien à la naissance ;
- augmentation de 40 % du risque d'avoir un enfant mâle souffrant d'anomalies génitales.

1. Voir Cécile Chevrier *et al.*, « Urinary biomarkers of prenatal atrazine exposure and adverse birth outcomes in the Pelagie birth cohort », *Environmental Health Perspectives*, juillet 2011, vol. 119, n° 7, p. 1034-1041 (étude portant sur 3 421 femmes enceintes vivant en Bretagne).
2. « L'atrazine, un herbicide agricole, affecte la reproduction des poissons », dépêche AFP du 19 mai 2010.

N'AVALONS PAS N'IMPORTE QUOI !

Limiter l'absorption des toxiques de l'eau du robinet

Une solution existe pour limiter l'absorption des substances toxiques et des polluants qui pourraient se trouver dans l'eau, dont l'atrazine : s'équiper d'un appareil de filtration par osmose inverse (voir p. 93).

Neurotoxiques, les pesticides sont également suspectés de contribuer à l'apparition de l'autisme, même si cette pathologie peut être multifactorielle. Dans une étude[1] menée auprès de 970 personnes vivant en Californie, des chercheurs ont constaté une corrélation entre le risque d'autisme chez les enfants et la proximité du lieu d'habitation des mères pendant la grossesse avec des zones exposées aux pesticides.

Troubles neurologiques

L'exposition aux pesticides peut avoir des répercussions sur la structure du cerveau, ce qui peut entraîner des altérations du développement et des fonctions du système nerveux chez le fœtus, chez l'enfant et même chez l'adulte.

Une étude publiée en 2012[2] a montré que l'exposition professionnelle aux pesticides chez les ouvriers viticoles girondins pouvait réduire leurs capacités cognitives.

Maladie de Parkinson

Les effets nocifs des pesticides sur le système nerveux central peuvent aussi avoir un rôle dans l'apparition de la maladie de Parkinson. Une étude publiée en 2011 l'a clairement démontré[3]. En avril 2009, une autre étude[4] avait montré qu'habiter à moins de 500 mètres de surfaces agricoles sur lesquelles des pesticides ont été répandus augmente le

1. J. F. Shelton *et al.*, « Neurodevelopmental disorders and prenatal residential proximity to agricultural pesticides: the Charge study », *Environmental Health Perspectives*, octobre 2014, vol. 122, nº 10, p. 1103-1109.
2. I. Baldi *et al.*, « Neurobehavioral effects of long-term exposure to pesticides: results from the 4-year follow-up of the Phytoner Study », *Occupational and Environmental Medicine,* février 2011, vol. 68, nº 2, p. 108-115.
3. K. Rugbjerg *et al.*, « Pesticide exposure and risk of Parkinson's disease: a population-based case-control study evaluating the potential for recall bias », *Scandinavian Journal of Work, Environment & Health*, septembre 2011, vol. 37, nº 5, p. 427-436.
4. S. Costello *et al.*, « Parkinson's disease and residential exposure to maneb and paraquat from agricultural applications in the central valley of California », *American Journal of Epidemioly*, avril 2009, vol. 169, nº 8, p. 919-926.

risque de maladie de Parkinson de 75 % ; quant au risque de développer la maladie avant 60 ans, il est multiplié par quatre.

Maladie d'Alzheimer

Il existe de nombreux facteurs de risque dans l'apparition de cette maladie, comme l'âge, la génétique... Néanmoins, il semblerait que, là encore, l'exposition aux pesticides joue un rôle.

D'après une étude américaine publiée en mai 2010[1], les personnes exposées aux pesticides ont un risque d'être atteintes de démence et de la maladie d'Alzheimer respectivement supérieur de 38 % et 42 % à celui des personnes non exposées. Une autre étude[2] a montré que les participants atteints de la maladie d'Alzheimer avaient presque quatre fois plus de DDE[3] dans le sang que les personnes non malades. Le DDE est le composant d'un insecticide interdit en France depuis 1972 mais qui persiste dans notre environnement.

Cancers

Plusieurs recherches et études tendent à montrer que l'exposition aux pesticides augmente le risque de développer certains cancers, dont le lymphome non-hodgkinien (NHL), le sarcome, la leucémie, le cancer de la prostate et le cancer du cerveau. En juin 2013, une étude de l'Inserm a confirmé ce lien entre pesticides et cancers[4].

La biodiversité, également victime des pesticides

L'homme n'est pas le seul à souffrir des pesticides : les écosystèmes aussi sont touchés, ce qui peut entraîner, à terme, une perturbation de toute la chaîne alimentaire. Une étude américaine de 2013[5] a constaté, en France, en Allemagne et en Australie, une baisse de 42 % des populations d'insectes et autres formes de vie dans les rivières et ruisseaux fortement contaminés par des pesticides par rapport à celles qui ne le sont pas. Cette disparition touche notamment les libellules et

1. K. M. Hayden *et al.*, « Occupational exposure to pesticides increases the risk of incident AD: the Cache County study », *Neurology*, mai 2010, vol. 74, n° 19, p. 1524-1530.
2. J. R. Richardson *et al.*, « Elevated serum pesticide levels and risks for Alzheimer disease », *AMA Neurology*, mars 2014, vol. 71, n° 3, p. 284-290.
3. Dichlorodiphényldichloroéthylène.
4. Expertise collective de l'Inserm, « Pesticides : effets sur la santé », 12 juin 2013.
5. D. Provost *et al.*, « Brain tumors and exposure to pesticides: a case-control study in southwestern France », *Occupational and Environmental Medicine*, août 2007, vol. 64, n° 8, p. 509-514.

les mouches éphémères, des insectes jouant un rôle important dans la chaîne alimentaire, autant pour les poissons que pour les oiseaux.

On constate également une baisse notable du nombre d'abeilles et cette disparition est imputée aux insecticides et fongicides[1]. Or, pas d'abeilles, pas de miel !

Les pesticides dans l'alimentation

Malgré la réglementation restreignant leur usage, les pesticides sont toujours utilisés dans la production de denrées alimentaires comme les fruits et les légumes, la viande et les céréales.

Menus toxiques pour nos enfants

Une étude pertinente et révélatrice réalisée par l'association française Générations futures entre juillet et septembre 2010 a porté sur l'analyse des denrées alimentaires généralement consommées en une journée par un enfant de 10 ans, dans les supermarchés de l'Oise et de Paris. Ces repas types, incluant cinq fruits et légumes frais, trois produits laitiers et 1,5 l d'eau, ainsi que des friandises, ont été examinés par des laboratoires afin d'y détecter la présence éventuelle de substances chimiques, pesticides, métaux lourds et autres polluants.

On a trouvé dans les aliments 120 résidus chimiques représentant 81 substances chimiques différentes, dont :
- 5 substances classées cancérigènes certains ;
- 42 substances classées cancérigènes possibles ou probables ;
- 36 pesticides différents ;
- 37 substances susceptibles d'agir comme des perturbateurs endocriniens.

Voilà donc ce qu'ingère en une seule journée un enfant de 10 ans à travers ses repas !

L'étude a notamment pointé du doigt les résidus chimiques décelés dans le steak haché, le thon en boîte, mais plus encore dans le steak de saumon ; les pesticides utilisés pour les légumes et les substances

1. En janvier 2013, trois insecticides ont été reconnus dangereux et toxiques pour les abeilles par l'Efsa. Il s'agit d'insecticides d'enrobage des semences les plus vendues : le Gaucho (et sa matière active l'imidaclopride), le Régent (et le fipronil), le Cruiser (et le thiamétoxame).

chimiques présentes dans les chewing-gums. En outre, les analyses ont révélé – entre autres – la présence de nitrates et de chloroforme dans l'eau du robinet, et l'examen de l'assiette en mélaminé utilisée pour réchauffer le repas au four micro-onde n'était pas exempte non plus de résidus chimiques. L'étude conclut que le risque final de ce « cocktail de contaminants » pour le consommateur est probablement sous-estimé, ce qui n'est pas pour rassurer.

INFO OU INTOX ?

Pesticides : il ne suffit pas de bien éplucher les fruits

Attention, ne croyez pas que les pesticides se trouvent seulement sur la peau des fruits non bio, et qu'il suffit de bien les laver ou de les éplucher pour ne pas en absorber. Les pesticides pénétrant dans la graine, ils sont présent également dans la pulpe. Quant au trognon, il concentre tous les polluants ! Mieux vaut choisir des fruits issus de l'agriculture biologique : vous pourrez alors manger leur peau les yeux fermés.

Bio *vs* non bio

L'agriculture biologique (AB) est le seul mode de production dans lequel les résidus de pesticides sont quasiment inexistants. Les fruits et légumes de l'agriculture raisonnée ne sont pas à négliger non plus, car c'est un mode de production qui limite les quantités de pesticides et privilégie des moyens naturels pour gérer les exploitations (lutte contre les nuisibles, engrais, etc.).

L'association Générations futures a mis en œuvre une autre étude[1] pour comparer les teneurs en résidus de pesticides des fruits, légumes et céréales de l'alimentation conventionnelle et celles de l'agriculture biologique. Les résultats sont saisissants :
- Zéro résidu de pesticides dans les fruits et légumes bio, contre 37 dans l'alimentation conventionnelle.
- Il existe en moyenne 223 fois moins de résidus de pesticides dans les aliments bio que dans les aliments conventionnels.

Le porte-parole de l'association précise que « ces éléments montrent clairement que la non-présence de résidus de pesticides dans les

1. www.generations-futures.fr : enquêtes du 20 décembre 2011 et EXPPERT 1 (exposition aux pesticides perturbateurs endocriniens) du 20 mars 2013, publiées sur leur site internet.

aliments bio garantit le consommateur des risques éventuels dus à la présence de nombreux résidus de pesticides dans les aliments conventionnels dont certains sont suspectés d'être cancérigènes ou pouvant perturber le système endocrinien ».

Il met également en garde sur les limites de l'enquête, en précisant que « l'étude est basée sur l'analyse d'aliments susceptibles d'être ingérés lors d'une seule journée et ne prétend pas être parfaitement représentative de la consommation alimentaire française moyenne, ni de la contamination générale des aliments vendus en France. Les résultats contenus dans ce dossier n'ont pas de valeur statistique significative au regard du faible nombre d'échantillons analysés, mais sont illustratifs de la problématique traitée ».

MIEUX CONSOMMER, MIEUX MANGER

Fruits et légumes : les plus et les moins contaminants

Deux études concordantes

L'Environmental Working Group (EWG), une ONG environnementale de Washington, publie chaque année une étude sur la contenance en résidus de pesticides de 47 fruits et légumes. Cette étude est basée sur 87 000 tests réalisés entre 2000 et 2009, puis en 2013 et 2014.

Une autre étude publiée par l'association Pesticide Action Network Europe (fondée sur les données de l'Autorité européenne de sécurité sanitaire) précise que la majorité des pesticides contaminant les fruits et légumes sont des perturbateurs endocriniens nocifs pour le système hormonal. PAN Europe a dressé une liste de 18 fruits et légumes les plus pollués.

Fruits et légumes les PLUS pollués		**Fruits et légumes les MOINS pollués**
Étude américaine	Étude européenne	
		Ananas
		Asperge
Aubergine		Aubergine
		Avocat
		Brocoli
Carotte		
	Céleri	
	Cerises	
Chou, chou fleur	Chou frisé	Chou

Concombre		
Épinard		
Fraise		
		Kiwi
Laitue		
		Maïs doux
		Mangue
		Oignon
		Papaye
		Pastèque
		Patate douce
Pêche, nectarine		
Petits pois		Petits pois
	Poire	
Poireau		
Poivre		
	Poivron	
Pomme		
Pomme de terre		
Raisin	Raisin importé	
Tomate		Tomate

D'après l'étude EWG, la solution la plus efficace pour diminuer les pesticides de son alimentation est de varier tous les aliments et de consommer du bio autant que possible, surtout lorsqu'il s'agit des fruits et légumes les plus contaminés.

Les dangers de l'« effet cocktail »

Nous sommes régulièrement exposés à de faibles doses de résidus de pesticides contenus dans l'alimentation et il s'agit souvent de mélange de pesticides.

Or, pour cinq pesticides trouvés dans l'alimentation humaine, une étude[1] démontre un « effet cocktail ». Cela signifie que, mélangées, ces molécules sont plus toxiques que si elles sont ingérées séparément. Les conséquences sont graves : l'ADN est endommagé sur des lignées de cellules humaines cultivées *in vitro*. De nombreuses autres études

1. V. Graillot *et al.*, « Genotoxicity of pesticides mixtures present in the diet of the French population », *Environmental and Molecular Mutagenesis*, avril 2012, vol. 53, n° 3, p. 173-184.

et recherches sont venues confirmer que les dommages infligés aux cellules sont plus sévères lorsque plusieurs pesticides sont associés. Cet effet cocktail devrait être pris en compte dans l'évaluation toxicologique de chaque pesticide, ce qui n'est malheureusement pas encore le cas actuellement…

N'AVALONS PAS N'IMPORTE QUOI !

Arrêtez de nous raconter des salades !

Une étude menée par l'association Générations futures affirme que 1 salade sur 10 contient des pesticides mais aussi de nombreux perturbateurs endocriniens[1].
L'étude a été réalisée sur 31 salades achetées en grande surface dans l'Oise et dans la Somme. Selon cette étude :
– 16 % des salades testées contiennent des pesticides interdits en France ;
– 6,45 % contiennent du DDT, pesticide hautement cancérigène et interdit en France depuis 1971 ;
– 9,67 % d'entre elles contiennent des produits chimiques de traitement interdits en France, comme l'imidaclopride, insecticide neurotoxique accusé de tuer les abeilles ;
– seules 6 salades ne contenaient aucun résidu de pesticide ;
– en outre, deux tiers des salades contenaient des perturbateurs endocriniens.
C'est la combinaison de tous ces produits chimiques qui en démultiplie la toxicité. L'infraction semble avoir été commise en Espagne, où les trafics de pesticides sont nombreux.

Le plan Écophyto 2018

Le Grenelle de l'environnement de 2007 a donné lieu au plan Écophyto 2018, lequel a pour objectif de réduire petit à petit l'usage des pesticides de 50 % d'ici 2018. Il concerne toute la France et tous les utilisateurs de produits phytosanitaires, qu'il s'agisse des agriculteurs, des services espaces verts des villes ou des 17 millions de jardiniers amateurs.

1. Enquête EXPPERT 5 : « Des pesticides interdits ou suspectés d'être des perturbateurs endocriniens (PE) dans des salades », septembre 2015.

Et demain ?

Selon nous, il est urgent d'appliquer trois principes fondamentaux apparus en matière d'environnement ces dernières décennies :
- le principe de précaution ;
- le principe du renversement de la charge de la preuve. Un produit devrait être mis sur le marché si et seulement s'il peut prouver sa totale innocuité – et non en l'absence de la preuve de ses conséquences néfastes sur notre santé ;
- le principe de substitution, en privilégiant de manière systématique en agriculture les solutions les moins dangereuses, chimiques ou non.

[Ce qu'il faut retenir]

→ Se prémunir contre les pesticides

- **Consommez bio autant que vous le pouvez :** ces produits deviennent accessibles, y compris aux bourses les plus serrées, les magasins discount ayant même développé des gammes bio certifiées AB.
- **Ne buvez pas une eau dont la concentration en nitrates** dépasse 50 mg/l, surtout pour les femmes enceintes et les nourrissons. Vous pouvez connaître les niveaux de polluants présents dans l'eau de votre commune en consultant les résultats du contrôle sanitaire de la qualité de l'eau potable, commune par commune, sur le site internet du ministère des Affaires sociales et de la Santé.
- **N'essayez pas d'éliminer les mauvaises herbes** de votre jardin avec des pesticides de synthèse, mais utilisez les bonnes recettes de grand-mère qui ont fait leurs preuves !
- **Bannissez les traitements antipoux chimiques** : le CIRC[1] a notamment décelé un lien entre leur utilisation et le déclenchement possible de cancers. S'enduire les cheveux d'huile végétale et passer le peigne fin est une solution naturelle et radicale !
- **Évitez les insecticides à diffusion progressive** (du type prises antimoustiques). Optez plutôt pour une moustiquaire.
- **Ne vaporisez ni insecticides ni fongicides de synthèse** à l'intérieur de l'habitat mais préférez les traitements naturels.

1. CIRC : Centre international de recherche sur le cancer.

Les organismes génétiquement modifiés (OGM)

OGM : on joue aux apprentis sorciers

« Il en est parmi nous, qui bien que non prédestinés génétiquement à la gadoue, y pataugent plus souvent qu'à leur tour. » Jean Dion

Un organisme génétiquement modifié (OGM) est un organisme vivant (végétal ou animal) ayant subi une modification non naturelle de ses caractéristiques génétiques initiales dans le but de lui conférer de nouvelles propriétés. Cette modification peut se faire sous trois formes : ajout, suppression ou remplacement d'au moins un gène. Il s'agit de transférer dans une cellule de l'organisme receveur un ou plusieurs gènes prélevés sur un autre organisme vivant, même si ce dernier n'est pas de la même espèce. On peut ainsi prélever un gène de tomate et l'incorporer à une cellule de maïs. Cette opération est appelée « transgénèse ». La mutagénèse, quant à elle, consiste à provoquer volontairement des mutations par l'introduction d'agents mutagènes chimiques ou physiques dans une séquence ADN.

Un organisme transgénique n'existe pas à l'état naturel, il est totalement artificiel. Il perturbe indéniablement l'environnement et la nature elle-même, surprise par ce monde totalement inattendu.

Ces techniques s'appliquent à différents secteurs : médecine, industrie, agriculture et agroalimentaire. Ainsi, depuis le début des années 1980, dans le domaine thérapeutique, des vaccins et de nombreux médicaments sont produits et commercialisés avec des bactéries génétiquement modifiées.

L'enfer est pavé de bonnes intentions

Pourquoi a-t-on créé les OGM ? À l'origine, les plantes génétiquement modifiées (PGM) ont été conçues pour répondre à divers objectifs, louables en apparence, et les rendre :
- résistantes à certaines maladies ou à certains insectes, ce qui permettait d'imaginer qu'on allait réduire l'usage des pesticides ;
- tolérantes à certains herbicides, et envisager des traitements plus simples ;

– plus riches en certaines molécules et dotées de meilleures qualités nutritives afin d'être employées à des fins préventives thérapeutiques ;
– plus résistantes, et par conséquent capables de se développer même dans des milieux défavorables, ou dans des conditions difficiles, telles que la sécheresse.

En ce qui concerne l'élevage des animaux, les objectifs sont similaires, pour permettre de meilleurs rendements.

N'AVALONS PAS N'IMPORTE QUOI !

Animaux OGM, plantes OGM… tout y passe !

Des exemples ? En voici : des recherches sont actuellement en cours pour rendre le maïs plus résistant à la pyrale (une espèce de papillon ravageur) avec l'introduction du gène *Bacillus thuringiensis* qui permettra à la plante de fabriquer elle-même l'insecticide auquel seuls ces papillons seraient sensibles. D'autres expérimentations se font sur la pomme de terre et le riz. Actuellement, 99 % des PGM cultivées sont des plantes contenant ou pouvant contenir des pesticides dans leurs tissus, soit parce qu'elles les produisent elles-mêmes, soit parce qu'elles peuvent les absorber sans mourir. Le fameux « riz doré », riche en vitamine A, a été conçu pour permettre de réduire les risques de cécité dans les pays en développement. L'évaluation de son intérêt est très controversée et les études se contredisent.
Côté animal, on a ajouté au saumon de l'Atlantique un gène de l'hormone de croissance et un autre gène afin qu'il puisse même se développer dans les eaux froides ! Des porcs géants ont également été créés : leur vitesse de croissance est plus élevée de 40 % alors que leur alimentation est quant à elle inférieure de 25 %…
Des poules sans plumes, des lapins géants, des chèvres produisant de la soie… Nous ne sommes pas au bout de nos surprises !

Pourquoi faudrait-il se méfier des OGM ?

Quelles sont les répercussions sur la nature, sur notre santé ou sur celle des animaux nourris aux PGM et que nous ingérons ? Nous n'avons aucun recul sur les conséquences des OGM. Nous n'avons aujourd'hui pas de réponse claire quant à l'évaluation des risques potentiels.

• Un vide juridique

En ce qui concerne les plantes à pesticides, il n'y a aucune législation européenne : la décision de mener ou non des tests est laissée à l'appréciation d'instances d'évaluation comme l'Observatoire des résidus de pesticides[1]. Et si des études sont faites, c'est la firme semencière qui choisit le laboratoire et les résultats ne sont pas communiqués… au nom du secret industriel. Où est la transparence ?

De nombreuses associations de défense du consommateur ont réagi face aux géants de l'industrie acteurs de ces manipulations génétiques sur lesquelles nous n'avons aucun recul.

• La nature fait de la résistance

Si l'on ne produit plus que des plantes résistantes à certains insectes ou maladies, la nature finit par s'adapter. Les insectes naturellement résistants au pesticide vont prendre le dessus. Et cette minorité d'insectes deviendra alors la majorité. C'est ce qui s'est passé, par exemple, avec le maïs MON810, de la firme américaine Monsanto, qui ne résiste plus au papillon ravageur pour lequel il avait été créé. Les agriculteurs utilisent donc de plus en plus de pesticides pour lutter contre les insectes résistants. Un vrai cercle vicieux !

• Des questions d'éthique

D'un point de vue éthique, les OGM suscitent une controverse concernant la brevetabilité du vivant. De grands groupes agroalimentaires ont déposé des brevets, se rendant ainsi propriétaires des modifications génétiques qu'ils ont effectuées. Leurs détracteurs s'inquiètent de cet état de fait et des conséquences sur l'avenir. Un jeu d'apprentis sorciers qui peut mal finir, d'autant que la possibilité de modification des gènes est immense… L'équilibre de la nature pourrait en être considérablement atteinte.

Quels sont les risques potentiels ?

• Sur l'environnement

– La transmission des gènes par pollinisation et croisement intervariétaux.
– L'apparition d'insectes résistant aux plantes transgéniques.
– Le syndrome d'effondrement des colonies d'abeilles et la diminution des activités de butinage.
– Le risque de contamination d'autres cultures agricoles.
– La réduction de la biodiversité.
– L'impact sur les populations de micro-organismes de la rhizosphère[2].

1. L'ORP a été créé en 2003, en collaboration avec l'Anses.
2. Partie du sol situé dans l'environnement direct des racines des plantes.

- **Sur notre santé**

– Les risques de gènes de résistance aux antibiotiques.
– Les effets sur la santé des désherbants totaux auxquels certaines plantes sont devenues résistantes.
– Les risques d'allergie.

Cultive-t-on et consomme-t-on des OGM en France ?

En Europe, les OGM sont autorisés à l'importation (surtout pour l'alimentation du bétail), mais non à la culture, sauf un : le fameux maïs MON810. Néanmoins, les États membres peuvent restreindre les autorisations sur leur territoire. Ainsi la France a, depuis 2008, interdit la culture de ce maïs.

[Actualité]

→ **Toujours plus d'OGM dans nos assiettes**
Le 24 mars 2015, la Commission européenne a autorisé l'importation et la commercialisation sur le territoire de l'Union européenne de 19 nouveaux OGM, sans que les États membres ne se soient mis d'accord sur une proposition de réforme leur permettant d'interdire ces OGM sur leur territoire respectif. Une décision qui ne satisfait pas tout le monde, loin de là…

Que dit l'étiquetage « avec ou sans OGM » ?

Les OGM qui finissent dans nos assiettes doivent être étiquetés dès lors qu'ils représentent plus de 0,9 % par ingrédient. Toutefois, les produits alimentaires issus d'animaux nourris aux OGM (viande, lait, œufs…) ne sont pas étiquetés.

En France, il existe deux types d'étiquetage : un étiquetage obligatoire des produits « avec OGM », défini par la législation européenne, et un étiquetage volontaire des produits « sans OGM » :

– « Avec OGM » : en Europe, doivent être étiquetés « avec OGM » les produits qui contiennent volontairement des OGM, et ce, quelle que soit la quantité de ces OGM dans le produit. Si un produit contient des OGM, mais que cette présence est involontaire et inévitable, alors ces traces d'OGM sont autorisées jusqu'à 0,9 % par ingrédient, sans obligation d'étiquetage.
– « Sans OGM » : en France, cet étiquetage, défini par un décret

adopté en 2012[1], est volontaire. Même s'ils ne sont pas toujours étiquetés comme tels, certains produits sont sans OGM, y compris en ce qui concerne l'alimentation animale : ainsi, les produits issus de l'agriculture biologique certifiés AB, Demeter, Nature et Progrès, Bio Cohérence, etc.

Les aliments pouvant contenir des OGM

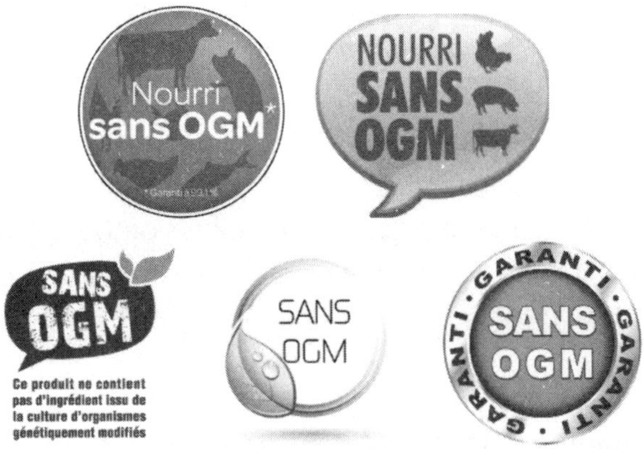
Nourri sans OGM*
NOURRI SANS OGM
SANS OGM
Ce produit ne contient pas d'ingrédient issu de la culture d'organismes génétiquement modifiés
SANS OGM
GARANTI SANS OGM

Attention, les seuils de tolérance de présence d'OGM ne sont pas les mêmes en fonction des ingrédients utilisés au moment de la fabrication du produit.

- Concernant les ingrédients d'origine végétale, tels que (entre autres) la farine, la lécithine, l'amidon, la mention « sans OGM » ne peut être utilisée que s'ils sont issus de matières premières contenant au maximum 0,1 % d'OGM.
- S'agissant des ingrédients d'origine animale, tels que le lait, la viande, le poisson, les œufs, l'étiquette doit mentionner le taux. On trouve ainsi les mentions « Nourri sans OGM (< 0,1 %) » ou « Nourri sans OGM (< 0,9 %) ». Au-delà de ces seuils, la mention « sans OGM » n'est pas admise.
- Pour ce qui est des ingrédients d'origine apicole, comme le miel ou le pollen, ils peuvent être étiquetés « sans OGM dans un rayon de 3 km ».

Ces précisions apparaissent le plus souvent sur la liste des composants ou, lorsque l'ingrédient en question représente plus de 95 % de la denrée, sur le devant de l'emballage.

1. Décret nº 2012-128 du 30 janvier 2012.

MIEUX CONSOMMER, MIEUX MANGER

Les aliments pouvant contenir des OGM

Principales cultures d'OGM	Variétés génétiquement modifiées, plus rarement cultivées	Consommation indirecte
Betterave Colza Maïs Pomme de terre Riz Soja	Banane Chicoré Chou Chou-fleur Fraise Lin Œillet Tabac Tomate	Le bétail, dont nous consommons la viande, est souvent nourri avec des céréales génétiquement modifiées. Attention notamment aux différents ingrédients des plats préparés, car il est plus difficile d'en retracer l'origine.

[Pour aller plus loin]

→ Produits de grande consommation : avec ou sans OGM ?

Vous pouvez vous référer au site de l'association Noteo (www.noteo.info), qui répertorie tous les produits ne contenant pas d'OGM.

De même, vous pouvez consulter le *Guide des produits avec ou sans OGM* conçu par l'association Greenpeace (www.greenpeace.org).

[Ce qu'il faut retenir]

→ La chasse aux OGM dans nos assiettes

- **Plats préparés** : évitez-les au maximum car plus ils contiennent d'ingrédients, plus il sera difficile de tracer les ingrédients d'origine OGM.
- **Viande et produits laitiers** : soyez attentif aux labels et étiquettes. De nombreux produits sont issus d'animaux nourris avec des OGM.
- **Boîtes de conserve et bocaux** : là encore, il faut être vigilant. Depuis 1997, la règlementation européenne exige que tout produit contenant des OGM en porte la mention sur l'emballage. Il est donc recommandé de bien lire les étiquettes.
- **Au restaurant** : évitez de consommer les plats contenant des produits susceptibles de contenir des OGM, tels que le maïs, le soja et le colza.
- **En voyage** : il est préférable de bien s'informer sur la législation en vigueur et sur l'état des cultures OGM dans le pays de destination. Vous pouvez consulter le site Inf'OGM (www.infogm.org).

Les dioxines : pas de fumée sans feu

« Le feu qui te brûlera, c'est celui auquel tu te chauffes. »

Proverbe africain

Qu'est-ce que les dioxines ?

Les dioxines constituent un groupe de composés chimiques d'autant plus toxiques pour l'homme qu'ils sont apparentés aux polluants organiques persistant dans l'environnement (POP, voir p. 112).

Quand on entend le terme « dioxine », on pense en premier lieu aux émanations toxiques issues de combustions. Les plus importants pourvoyeurs de dioxines sont les incinérateurs de déchets (déchets solides et déchets des hôpitaux) parce qu'ils génèrent des combustions incomplètes. Pourtant, on dispose des technologies nécessaires pour contrôler l'incinération des déchets et limiter les émissions de polluants. La France a réduit ses émissions globales de dioxines au cours des vingt dernières années, notamment avec l'arrêté du 3 août 2010 qui a imposé de nouvelles normes aux incinérateurs pour limiter les émissions globales dans l'environnement, mais il y a encore beaucoup d'effort à faire pour parvenir à baisser les taux de ces polluants...

Désormais, partout sur la planète, les dioxines sont omniprésentes dans l'environnement et par conséquent dans la chaîne alimentaire, où elles s'accumulent essentiellement dans les graisses animales. Plus de 95 % de l'exposition humaine aux dioxines passe par nos assiettes[1]. Les concentrations les plus élevées se trouvent dans les aliments riches en gras, tels que les produits laitiers, la viande, les poissons et les crustacés.

Dès que les dioxines ont pénétré dans l'organisme, elles y demeurent car elles s'accumulent dans les tissus graisseux. Plus on monte dans la chaîne alimentaire, plus les concentrations en dioxines augmentent. En revanche, les taux de dioxines sont faibles dans l'air, dans l'eau et dans les plantes.

1. Source : Institut de veille sanitaire, « 65 questions-réponses sur les incinérateurs et les dioxines », juin 2005.

Plus rarement, la contamination aux dioxines se produit directement par inhalation ou par contact avec la peau via une exposition aérienne. Ce fut le cas en 1976, à Seveso en Italie, lorsqu'un nuage de dioxine a été émis par le réacteur d'une usine chimique.

Quels sont les risques pour la santé ?

Les dioxines sont reconnues hautement toxiques. Elles peuvent provoquer des problèmes de fertilité, de développement du fœtus et de l'enfant, interférer avec notre système immunitaire, perturber le fonctionnement hormonal et déclencher des cancers. L'OMS les a d'ailleurs classées comme substances cancérigènes[1].

Il n'existe aujourd'hui aucun traitement médical réellement efficace permettant de soigner une intoxication à la dioxine. Ses composés chimiques étant très stables, notre corps met en moyenne sept ans pour éliminer seulement la moitié des dioxines accumulées[2].

[Ce qu'il faut retenir]

→ Dioxines, intox et détox

Pour diminuer notre exposition aux dioxines :

- **Privilégiez une alimentation riche en fruits, légumes et céréales** complètes plutôt qu'en protéines animales.
- **Dégraissez la viande** avant consommation, choisissez des produits laitiers allégés en matières grasses. Nous l'avons vu, les poissons, en particulier les poissons d'eau douce, bioaccumulateurs, et les poissons sauvages, peuvent être source de dioxines et de PCB. C'est pourquoi l'Anses recommande d'en limiter la consommation (voir p. 58).
- **Ne brûlez jamais de déchets**, notamment les matériaux de construction pouvant contenir des agents de conservation du bois ou les matières plastiques (emballages, par exemple).

1. OMS, « Les dioxines et leurs effets sur la santé », mai 2014.
2. Agence française de sécurité sanitaire des aliments - Institut de veille sanitaire, « Étude d'imprégnation par les dioxines », novembre 2006.

Les additifs alimentaires : l'addition de trop ?

« Pour digérer le bonheur naturel comme l'artificiel, il faut d'abord avoir le courage de l'avaler. » Charles Baudelaire, *Les Paradis artificiels*, 1860

Les additifs, c'est tout naturel ?

Les additifs sont des substances, naturelles ou chimiques, ajoutées volontairement aux aliments dans un but technologique, comme l'amélioration de leur conservation, la réduction du phénomène d'oxydation, la coloration, la modification du goût, etc.

L'homme a dû assurer très tôt la conservation et la protection de ses denrées, souvent rares et difficiles à acquérir. Le sel de mer a été le premier conservateur de la viande et du poisson dès la plus haute Antiquité. Au Moyen Âge, la table des chevaliers se couvrait de mets parfumés et colorés grâce à l'usage de diverses herbes et épices. En Égypte, aux Caraïbes, des farines de caroube, de fève, de pois, de blé étaient utilisées comme « agents de texture » (comme nous le dirions aujourd'hui) dans le but de donner davantage de consistance à certains plats. Le sel ou le sucre en hautes concentrations illustrent quelques-unes des techniques de conservation utilisées au cours de l'Histoire.

Au XIXe siècle, l'industrialisation de l'alimentation, les progrès de la chimie et les nouvelles connaissances en microbiologie amenèrent petit à petit à recourir à des additifs alimentaires chimiquement identifiés destinés à prévenir les dégradations microbiologiques des aliments, mais également à en moduler différents aspects, particulièrement la couleur. Dès lors, de nombreux opposants ont rapidement critiqué l'usage de ces nombreux additifs, notamment les colorants et les agents conservateurs, sans que cela n'enraye la généralisation de leur consommation au cours du siècle dernier. Néanmoins, de nombreuses études[1] ont remis en cause l'innocuité de certains de ces additifs, en

1. D. Maccan *et al.*, « Food additives and hyperactive behaviour in 3-year-old and 8/9-year-old children in the community: a randomised, double-blinded, placebo-controlled trial », *The Lancet*, novembre 2007, vol. 370, n° 9598, p. 1560-1567 ; Efsa, « Avis scientifiques du 7 mars 2008 » ; une étude britannique a établi un lien chez les enfants âgés de 3 ans entre le risque d'hyperactivité et

relation notamment avec le syndrome du trouble du déficit de l'attention avec ou sans hyperactivité (TDAH) et avec d'autres pathologies.

Cependant, tous les additifs ne sont pas à mettre dans le même sac ! Si certains additifs sont naturels et totalement inoffensifs – comme le jaune de la curcumine ou le rouge de betterave (utilisés comme colorants) –, d'autres peuvent se révéler extrêmement dangereux. Il est donc indispensable de garder l'œil sur les étiquettes.

L'industrie des additifs est très technique et mondialisée, aussi impénétrable, voire plus, que ne l'était le secret bancaire dans les années 1980. Mais aujourd'hui, alors que le consommateur a envie de plus de naturel dans son alimentation, qu'il attend plus de transparence sur tout ce qu'il avale, la tendance s'inverse. Pour y voir plus clair, nous vous proposons dans les pages qui suivent un focus précis sur les colorants, les conservateurs, les agents antioxygènes, les agents de texture, les exhausteurs de goût, les arômes et les édulcorants.

Identifier les additifs

Une classification européenne

Les additifs alimentaires ont été encadrés dès le début du XXe siècle par la législation française[1]. En 2008, ils ont fait l'objet d'une harmonisation européenne[2]. Dans l'Union européenne, tous les additifs alimentaires sont identifiés par un numéro commençant par la lettre E, suivie de trois ou quatre chiffres. Ils sont classés selon leur catégorie.

Code	Famille d'additifs	Précisions
E 100 à 199	Colorants	
E 200 à 299	Conservateurs	
E 300 à 399	Antioxygènes	
E 400 à 499	Agents de texture	Épaississants, gélifiants, stabilisants, émulsifiants…
E 500 à 599	Antiagglomérants	

l'ingestion d'aliments contenant des additifs tels que l'acide benzoïque (Archives of Disease in childhood, juin 2004).

1. Loi du 1er août 1905 sur la répression des fraudes.

2. En décembre 2008, la législation en vigueur a été consolidée au sein de quatre règlements simplifiés couvrant toutes les substances dites « agents améliorants alimentaires » (c'est-à-dire les additifs alimentaires, les enzymes alimentaires et les arômes). À ce jour, est appliqué le règlement européen « additifs » n° 1333/2008 du 16 décembre 2008.

Code	Famille d'additifs	Précisions
E 600 à 699	Exhausteurs de goût	
E 700 à 799	Agents de sapidité	
E 800 à 899	Arômes	
E 900 à 999	Édulcorants	
E 1200 à 1299	Agents de charge	
E 1400 à 1499	Amidons modifiés	Épaississants

La dose journalière acceptable

L'Efsa[1] a pour rôle d'évaluer la sécurité des nouveaux additifs alimentaires ou des nouvelles utilisations proposées pour des additifs alimentaires existants, avant qu'ils ne soient autorisés dans l'Union européenne. Elle répond aux demandes *ad hoc* de la Commission européenne pour réexaminer certains additifs alimentaires au vu de nouvelles informations scientifiques et/ou de nouvelles conditions d'utilisation. Elle élabore ainsi, dans le cadre de ses évaluations, une dose journalière acceptable (DJA) pour chacune des substances.

La DJA est la quantité d'une substance qu'un individu peut consommer quotidiennement pendant toute la durée d'une vie sans risque appréciable pour la santé. Les DJA sont exprimées en général en milligramme par kilogramme de poids corporel par jour (mg/kg/jour). La DJA peut s'appliquer à un additif spécifique ou à un groupe d'additifs présentant des propriétés similaires. Lorsqu'elle réévalue des additifs précédemment autorisés, l'Efsa peut soit confirmer, soit modifier une DJA existante, à la suite d'un examen de tous les éléments probants disponibles.

[Pour aller plus loin]

→ **Les additifs alimentaires**

Sur le site internet www.additifs-alimentaires.net, vous trouverez la définition ainsi que le taux de DJA de chaque additif.

La bible des additifs

La *Norme générale codex sur les additifs alimentaires* (NGAA) est un recueil international de textes servant de référence pour la garantie de la sécurité d'emploi des additifs alimentaires au niveau du commerce

1. Efsa : Autorité européenne de sécurité des aliments.

international. (Aux États-Unis, c'est la Food and Drug Administration [FDA] qui donne des avis sur les additifs alimentaires.)

[Pour aller plus loin]

➾ Le Codex alimentarius

Le Codex alimentarius est un programme commun de la Food and Agriculture Organization (FAO) et de l'OMS. C'est un recueil de normes, codes d'usages, directives et autres recommandations relatifs à la production et à la transformation agroalimentaires, ayant pour objet la sécurité sanitaire des aliments, la protection des consommateurs et des travailleurs des filières alimentaires, et la préservation de l'environnement. Si vous avez un doute sur un additif ou si vous vous voulez en savoir plus, consultez le site www.codexalimentarius.org/standards/gsfa/fr/. L'hydroxypropyl-cellulose et le caramel à l'ammoniaque n'auront bientôt plus de secrets pour vous !

La spécificité de l'alimentation biologique

En agriculture biologique, seuls 47 additifs alimentaires peuvent être utilisés pour la production de denrées alimentaires biologiques transformées[1]. Il s'agit d'additifs presque tous naturels (quatre seulement sont d'origine chimique), sans risque pour la santé, contrairement aux 400 additifs autorisés dans l'alimentation conventionnelle.

[Pour aller plus loin]

➾ Liste des 47 additifs autorisés dans le secteur biologique

Les colorants

1. E 153 – Charbon végétal médicinal
2. E 160b – Annatto, bixine, norbixine
3. E 170 – Carbonate de calcium

Les conservateurs

4. E 220 ou E 224 – Dioxyde de soufre ou métabisulfite de potassium
5. E 223 – Métabisulfite de sodium
6. E 250 ou E 252 – Nitrite de sodium ou nitrate de potassium
7. E 290 – Dioxyde de carbone
8. E 296 – Acide malique

Les antioxydants

9. E 300 – Acide ascorbique
10. E 301 – Ascorbate de sodium
11. E 306 – Extrait de tocophérol
12. E 322 – Lécithine
13. E 325 – Lactate de sodium
14. E 330 – Acide citrique
15. E 330 – Acide citrique

1. Seuls deux colorants, naturels, sont autorisés ; aucun édulcorant de synthèse ne l'est. Pour en savoir plus, la liste complète figure à l'annexe VIII, partie A, du règlement européen n° 889/2008 du 5 septembre 2008 consolidé.

16. E 331 – Citrate de sodium
17. E 333 – Citrate de calcium
18. E 334 – Acide tartrique
19. E 335 – Tartrate de sodium
20. E 336 – Tartrate de potassium
21. E 341 (i) – Phosphore monocalcique
22. E 392 – Extraits de romarin

Les agents de texture

23. E 400 – Acide alginique
24. E 401 – Alginate de sodium
25. E 402 – Alginate de potassium
26. E 406 – Agar-agar
27. E 407 – Carraghénane
28. E 410 – Farine de graines de caroube
29. E 412 – Gomme de guar
30. E 414 – Gomme arabique
31. E 415 – Gomme xanthan
32. E 422 – Glycérol
33. E 440 (i) – Pectine
34. E 464 – Hydroxypropylméthylcellulose

Les acidifiants

35. E 500 – Carbonate de sodium
36. E 501 – Carbonate de potassium
37. E 503 – Carbonate d'ammonium
38. E 504 – Carbonate de magnésium
39. E 509 – Chlorure de calcium
40. E 516 – Sulfate de calcium
41. E 524 – Hydroxyde de sodium
42. E 551 – Dioxyde de silicium
43. E 553b – Talc

Les additifs gazeux

44. E 938 – Argon
45. E 939 – Hélium
46. E 941 – Azote
47. E 948 – Oxygène

Les colorants alimentaires (E 100 à E 199)

« Je voudrais changer les couleurs du temps, changer les couleurs du monde… le soleil levant, la rose des vents… »

Guy Béart, « Les couleurs du temps », 1973

Les goûts et les couleurs, ça se discute !

Les colorants alimentaires sont des additifs dont le but est d'ajouter de la couleur aux aliments, soit pour compenser les pertes de couleur dues à l'exposition à la lumière, à l'air, à l'humidité et aux fluctuations de température, soit pour modifier la couleur initiale naturelle de l'aliment.

La « vraie » nature des colorants

On distingue deux grandes familles de colorants :
– les colorants naturels (extraits de matières minérales ou organiques) ;
– les colorants de synthèse, issus de la chimie.

Jusqu'en 1850, tous les colorants alimentaires étaient d'origine naturelle. Ils étaient pour la plupart d'origine organique et provenaient :
– de végétaux comestibles : carotte (orange), betterave (rouge), peau de raisin noir (noir), etc. ;
– d'extraits d'espèces animales ou végétales non habituellement consommées, tel que le rouge de la cochenille, un insecte d'Amérique centrale, le jaune safran du stigmate de crocus, etc. ;
– du résultat de la transformation de substances naturelles : caramel (marron)…

En 1856 apparaissent les colorants synthétiques. Le premier colorant de synthèse, la mauvéine, un dérivé des hydrocarbures aromatiques contenus dans le goudron de la houille, obtenue à partir de l'aniline, a été découvert fortuitement par William Henry Perkin.

Les colorants synthétiques sont fabriqués industriellement et sont aujourd'hui très nombreux. Leur faible coût, comparé à celui des colorants d'origine naturelle, explique pourquoi ils sont utilisés massivement par l'industrie agroalimentaire et sont présents dans la plupart des aliments de notre chariot de courses : dans les conserves, les boissons, les confiseries, la charcuterie, les matières grasses (huile, beurre, fromage), le sucre et même parfois dans… les fruits et légumes !

Dans les aliments transformés, il est rare qu'il n'y ait pas de colorants (naturels ou synthétiques). Or, ceux-ci ne sont pas sans conséquences sur notre santé. Il faut savoir que même « naturel », un colorant peut être parfaitement toxique. Ainsi, la cochenille ou carmin (E 120), un colorant naturel obtenu à partir d'insectes écrasés, est présent dans de nombreux aliments – son emploi est très décrié, surtout pour les enfants.

16 colorants reconnus toxiques mais… autorisés

« Quand tu me tiens dans tes bras […], je vois la vie en rose », chantait Édith Piaf. Il est certain que de jolies couleurs nous ramènent à l'affection, au bonheur, à l'amour et aux jours heureux, mais est-il si indispensable d'en ajouter artificiellement dans la majorité des aliments que l'on ingère chaque jour ? Avoir la langue bleue peut nous faire rire cinq minutes, mais au regard des conséquences possibles sur la santé, on peut sans doute s'en passer. Les couleurs des fleurs, de la nature ou d'un arc-en-ciel après la pluie ne sont-elles pas tellement plus authentiques et apaisantes ? Les colorants sont pourtant partout, que ce soit dans les bonbons, les pâtisseries, la charcuterie, les boissons, les fruits et légumes, et jusque dans les poissons. Bonjour l'arc-en-ciel de la chimie !

Il existe des colorants alimentaires de synthèse chimique, dont certains sont interdits dans plusieurs pays – car reconnus toxiques par de nombreuses études –, mais pourtant autorisés en France (la pression des lobbies et des décisions purement politiques s'exerce souvent au détriment de la santé du consommateur). Les principaux risques pour la santé sont des réactions allergiques et des déclarations de… cancers, rien de moins ! Le trio cancer-hyperactivité-allergies revient malheureusement trop souvent quand on regarde de plus près leurs effets toxiques…

D'une manière générale, tous les colorants sont à éviter car nous n'avons aucun recul sur l'effet cocktail de tous ces additifs ingérés en même temps. Voici 5 des 16 pires colorants alimentaires que vous êtes susceptible d'ingérer en toute innocence. Mieux vaut donc les connaître pour les identifier : p. 147, vous trouverez un mémo à photocopier et à glisser dans votre portefeuille pour l'avoir toujours sur vous quand vous faites vos courses.

- **E 102 : tartrazine**

Couleur	Jaune, imite le safran naturel.	
Codification	**Code européen**	**Code américain**
	E 102.	FD&C Yellow n° 5.
Origine	Colorant azoïque issu de la synthèse chimique. Selon certains procédés de fabrication, il peut contenir de l'aluminium, sans que cela soit indiqué sur l'étiquette.	

Où le trouve-t-on ?	Dans de nombreux cosmétiques et médicaments, mais aussi dans les aliments comme les gâteaux, les bonbons, les enrobages de sucrerie, les chips, certains cornflakes, la moutarde, les soupes instantanées, le couscous, certaines croûtes de fromage. Il peut colorer également les paellas, les pâtés, des boissons, etc.
DJA[1]	7,5 mg par kilo de poids corporel.
Pourquoi l'éviter ?	Réactions allergiques – telles que urticaire, asthme, syndromes hyperkinétiques, dermatites de contact, rhinites –, troubles de la vue, insomnies. Croisé avec de l'aspirine, il serait encore plus dangereux. Pourrait être cancérigène, avec effets mutagènes, génotoxique (se dit d'une substance ou d'un rayonnement pouvant compromettre l'intégrité du génome sous leur influence. La structure même du génome est modifiée par l'action sur les molécules d'ADN, les mutations peuvent alors apparaître et aboutissent parfois à l'apparition de cancers) et tératogène (substance pouvant engendrer un développement anormal de l'embryon et provoquer des malformations.) Le Parlement européen a indiqué que, depuis le 10 juillet 2010, les produits alimentaires contenant de la tartrazine doivent mentionner sur l'étiquette : « Peut causer des troubles de l'attention et du comportement chez les enfants ».
Où est-il interdit ?	Autriche, Finlande, Norvège, Tunisie. Déconseillé ou limité dans certains autres pays européens.

- **E 104 : jaune de quinoléine**

Couleur	Jaune.	
Codification	**Code européen**	**Code américain**
	E 104.	D&C yellow n° 10.
Origine	Colorant de synthèse.	
Où le trouve-t-on ?	Essentiellement dans les sodas et confiseries, dans certaines confitures et boissons alcoolisées.	

1. Dose journalière admissible.

DJA	10 mg par kilo de poids corporel.	
Pourquoi l'éviter ?	Hyperactivité, asthme, rhinites, eczéma, troubles de la vue, insomnies, cancer du foie et des reins (chez les rats).	
Où est-il interdit ?	Australie, États-Unis, Finlande, Norvège.	

• **E 110 : jaune orangé sunset**

Couleur	Jaune.	
Codification	**Code européen**	**Code américain**
	E 110.	FD&C Yellow n° 6.
Origine	Colorant de synthèse.	
Où le trouve-t-on ?	Dans les confiseries, confitures et conserves ainsi que dans des pâtisseries.	
DJA	2,5 mg par kilo de poids corporel.	
Pourquoi l'éviter ?	Hyperactivité, asthme, urticaire, maux d'estomac, vomissements, insomnies. Pourrait être cancérigène : le CIRC[1] le précise en le classant dans la catégorie 3. Il accroît le nombre de tumeurs chez les animaux.	
Où est-il interdit ?	Australie, États-Unis, Finlande, Norvège.	

• **E 120 : carmin, acide carminique, rouge cochenille**

Couleur	Rouge.
Code européen	E 120.
Origine	Colorant de synthèse. Ce pigment rouge est issu d'un insecte parasite de divers cactus d'Amérique latine : la cochenille. Les carmins de l'acide carminique sont obtenus à partir d'extraits aqueux, alcoolo-aqueux, ou alcooliques de cochenille, constitués de carapaces séchées de l'insecte femelle. L'acide carminique est l'agent colorant du carmin, produit par l'insecte pour se protéger des prédateurs. Il peut aussi être fabriqué à partir de micro-organismes génétiquement modifiés.

1. CIRC : Centre international de recherche sur le cancer.

Où le trouve-t-on ?	Essentiellement utilisé pour colorer les viandes et les charcuteries, notamment les saucisses et les merguez. On le trouve aussi dans les confiseries, les sodas, les boissons alcoolisées, les yaourts, les confitures, les sirops.	
DJA	5 mg par kilo de poids corporel.	
Pourquoi l'éviter ?	Hyperactivité, asthme, urticaire, allergies, choc anaphylactique. Pourrait être cancérigène et mutagène.	
Où est-il interdit ?	États-Unis.	

- **E 122 : azorubine, carmoisine**

Couleur	Rouge.	
Codification	**Code européen**	**Code américain**
	E 122.	D&C Red n° 10.
Origine	Colorant azoïque de synthèse.	
Où le trouve-t-on ?	Essentiellement dans les viandes et charcuteries, notamment les saucisses et les merguez, mais aussi dans les confiseries, les sodas, les boissons alcoolisées, les yaourts, les confitures, les sirops.	
DJA	4 mg par kilo de poids corporel.	
Pourquoi l'éviter ?	Hyperactivité, œdèmes, asthme, urticaire, allergies, rhinites, asthme. Pourrait être neurotoxique, cancérigène et mutagène.	
Où est-il interdit ?	Australie, États-Unis, Norvège, Suède.	

- **E 123 : amarante**

Couleur	Rouge.	
Codification	**Code européen**	**Code américain**
	E 122.	FD&C Red n° 2.
Origine	Colorant azoïque de synthèse.	
Où le trouve-t-on ?	Essentiellement utilisé pour colorer les apéritifs, ainsi que les spiritueux de moins de 15 % d'alcool en volume, la grenadine, les œufs de poisson et le tarama.	
DJA (dose journalière admissible)	0,5 mg par kilo de poids corporel.	

Pourquoi l'éviter ?	Peut entraîner de l'urticaire, des allergies, de l'asthme. Pourrait être cancérigène.
Où est-il interdit ?	Autriche, États-Unis, Norvège, Russie.

- **E 124 : rouge ponceau 4R**

Couleur	Rouge.	
Codification	**Code européen**	**Code américain**
	E 124.	Acid Red n° 18.
Origine	Colorant azoïque de synthèse. Malgré son nom, il n'est pas fabriqué à partir de cochenilles.	
Où le trouve-t-on ?	Dans les pâtisseries, les glaces, les flans, les fruits au sirop, les confiseries, les bonbons, les chewing-gums, le chorizo, etc.	
DJA (dose journalière admissible)	4 mg par kilo de poids corporel.	
Pourquoi l'éviter ?	Urticaire, allergies, asthme, pourrait être cancérigène. En association avec les benzoates (E 210 à E 215), il pourrait entraîner de l'hyperactivité chez les enfants.	
Où est-il interdit ?	États-Unis (depuis 1977), Norvège.	

- **E 127 : érythrosine**

Couleur	Rouge.	
Codification	**Code européen**	**Code américain**
	E 127.	FD&C Red n° 3.
Origine	Colorant azoïque de synthèse, dérivé iodé de fluorescéine, obtenu par traitement avec de l'iode et de l'acide iodique dans l'alcool. Peut aussi être produit sous forme de laque d'aluminium.	
Où le trouve-t-on ?	Autorisé pour les cerises à cocktail confites ou bigarreaux au sirop. On peut le trouver dans certains cakes aux fruits confits, macédoines de fruits, pâtes de fruits, bonbons, chewing-gums, boissons sans alcool.	
DJA (dose journalière admissible)	0,1 mg par kilo de poids corporel.	

Pourquoi l'éviter ?	Urticaire, allergies, asthme, photophobie. Peut entraîner des modifications cancéreuses de la thyroïde, cela a été observé sur des rats de laboratoire. Il est listé comme étant probablement ou certainement cancérigène par l'Artac[1]. En quantité élevé, sa teneur en iode ou sa dégradation lors de la cuisson libère des ions iodures et peut affecter la thyroïde chez les personnes à risque ou allergiques aux composés iodés.
Où est-il interdit ?	Norvège. Limité aux États-Unis.

• E 129 : rouge « allura » AC

Couleur	Rouge.	
Codification	**Code européen**	**Code américain**
	E 129.	FD&C Red n° 40.
Origine	Colorant azoïque de synthèse.	
Où le trouve-t-on ?	Principalement utilisé dans certaines saucisses et viandes pour hamburger, dans les sodas, les apéritifs.	
DJA (dose journalière admissible)	7 mg par kilo de poids corporel.	
Pourquoi l'éviter ?	Sa toxicité est multiple : allergies diverses, inhibition de la respiration mitochondriale, hyperactivité chez l'enfant, urticaire, allergies, asthme, dommages génétiques sur des souris à haute dose, toxicité physique et comportementale chez les rats. Possible neurotoxique. Considéré comme étant potentiellement cancérigène.	
Où est-il interdit ?	Allemagne, Autriche, Belgique, Danemark, Norvège, Suède, Suisse.	

• E 131 : bleu patente V

Couleur	Bleu.
Code européen	E 131.

1. Artac : Association pour la recherche thérapeutique anticancéreuse.

Origine	Colorant azoïque de synthèse.
Où le trouve-t-on ?	Principalement dans certaines confiseries et bonbons.
DJA (dose journalière admissible)	7 mg par kilo de poids corporel.
Pourquoi l'éviter ?	Sa toxicité est multiple : allergies diverses, hyperactivité chez l'enfant, urticaire, allergies, asthme. Considéré comme potentiellement cancérigène.
Où est-il interdit ?	Australie, Canada, États-Unis, Norvège.

- **E 132 : indigotine, carmin d'indigo**

Couleur	Bleu.	
Codification	**Code européen**	**Code américain**
	E 132.	FD&C Blue n° 2.
Origine	Colorant de synthèse (à l'origine, il était extrait de l'indigotier).	
Où le trouve-t-on ?	Principalement dans les glaces et confiseries, les chocolats « chardons bleus » à la liqueur de certaines chocolateries, les boissons, les huiles, les laits aromatisés, les bonbons, les chewing-gums, les dragées, la charcuterie et les salaisons, et même dans certains fromages.	
DJA (dose journalière admissible)	5 mg par kilo de poids corporel.	
Pourquoi l'éviter ?	Peut provoquer des allergies diverses, de l'urticaire, de l'asthme. Irritant pour la peau.	
Où est-il interdit ?	Norvège.	

- **E 142 : vert brillant BS**

Couleur	Vert.	
Codification	**Code européen**	**Code américain**
	E 142.	Green S.
Origine	Colorant de synthèse.	
Où le trouve-t-on ?	Dans les pâtes de fruits, les confiseries, les bonbons, les liqueurs.	

DJA (dose journalière admissible)	5 mg par kilo de poids corporel.
Pourquoi l'éviter ?	Peut provoquer des allergies diverses, de l'urticaire, de l'asthme. Irritant pour la peau. Peut aussi engendrer de l'hyperactivité chez l'enfant. Soupçonné d'être cancérigène.
Où est-il interdit ?	Norvège, États-Unis, Suède.

• E 150 : brun caramel

Couleur	Brun.	
Codification	**Code européen**	**Code américain**
	E 150 c et E 150 d. On le trouve parfois sous l'appellation trompeuse « colorant caramel »	Caramel Colour, Colour E 150c, ou 73.85 caramel.
Origine	Colorant de synthèse obtenu par un procédé à l'amoniaque et au sulfite amoniacal.	
Où le trouve-t-on ?	Dans les colas, les bières, certaines sauces soja, certains vinaigres balsamiques, etc. (voir chapitre sur les sodas, p. 104).	
DJA (dose journalière admissible)	100 mg par kilo de masse corporelle.	
Pourquoi l'éviter ?	Cancérigène animal avéré, touchant le foie, le poumon, la thyroïde et le sang. Potentiellement cancérigène pour l'homme (voir note de bas de page n° 2, p. 106).	
Où est-il interdit ?	Californie.	

• E 151 : noir brillant BN

Couleur	Noir.	
Codification	**Code européen**	**Code américain**
	E 151.	Brilliant Black BN.
Origine	Colorant de synthèse obtenu par un mélange de plusieurs colorants azoïques.	

Où le trouve-t-on ?	Dans les bonbons (notamment le réglisse), certains œufs de poissons (y compris le caviar), les spiritueux, les boissons noires et violettes.
DJA (dose journalière admissible)	5 mg par kilo de poids corporel.
Pourquoi l'éviter ?	Peut provoquer des allergies diverses, de l'urticaire, de l'asthme. Irritant pour la peau. Soupçonné d'être cancérigène, il peut aussi engendrer de l'hyperactivité chez l'enfant. Autorisé aussi sous forme aluminique : allergies possibles à l'aluminium et potentiel neurotoxique.
Où est-il interdit ?	Canada, États-Unis, Finlande, Japon, Suède.

- **E 154 : brun FK**

Couleur	Marron.	
Codification	**Code européen**	**Code américain**
	E 154.	Brown FK.
Origine	Colorant de synthèse obtenu par un mélange de plusieurs colorants azoïques.	
Où le trouve-t-on ?	dans les kippers, harengs fumés anglais et de pays nordiques.	
DJA (dose journalière admissible)	0,1 5 mg par kilo de poids corporel.	
Pourquoi l'éviter ?	Peut provoquer des allergies diverses, de l'urticaire, de l'asthme. Irritant pour la peau. Reconnu comme potentiellement ou certainement cancérigène par l'Artac[1].	
Où est-il interdit ?	États-Unis.	

1. Artac : Association pour la recherche thérapeutique anti-cancéreuse.

[Ce qu'il faut retenir]

Voici une liste à photocopier et à avoir impérativement sur vous quand vous faites les courses.

→ Les colorants à éviter à tout prix

E 102 : tartrazine
E 104 : jaune de quinoléine
E 110 : jaune orange sunset
E 120 : carmin, acide carminique
E 122 : azorubine, carmoisine
E 123 : amarante
E 124 : rouge ponceau 4R, rouge cochenille
E 127 : érythrosine
E 129 : rouge « allura » AC
E 131 : bleu patente V
E 132 : indigotine, carmin d'indigo
E 142 : vert brillant BS
E 150 : brun caramel
E 151 : noir brillant BN
E 154 : brun FK

Les conservateurs (E 200 à E 299)

Les conservateurs permettent de préserver les aliments sans altérer leur aspect, leur goût ou leurs qualités nutritionnelles. Certes, ils rendent notre alimentation plus sûre qu'au XIXe siècle, car ils permettent d'éviter dans certains cas les proliférations bactériennes, mais de nombreux conservateurs sont nocifs pour notre santé, ce qui est absolument inacceptable , alors qu'ils pourraient aisément être remplacés par des conservateurs à l'innocuité avérée.

Pourquoi alors l'alimentation conventionnelle utilise-t-elle autant de conservateurs qui nous rendent malades si elle peut trouver des équivalents dans des produits sains pour notre organisme ? ! Est-il normal que l'enjeu économique de l'industrie alimentaire prime sur notre propre santé ? Encore une fois, notre santé passe après les intérêts financiers des industriels...

Certains rares produits portent la mention « sans colorants ni conservateurs », mais c'est un marché encore marginal, une niche pourtant bien précieuse. La règlementation biologique, quant à elle, reste une bouée de sauvetage dans cette marée chimique puisqu'elle n'autorise que deux conservateurs : le E 290 (le dioxyde de carbone) et le E 296 (l'acide malique), dont on sait qu'ils ne présentent pas de danger pour la santé.

Les conservateurs considérés comme dangereux pour la santé sont les benzoates, les sulfites, ainsi que les nitrates et nitrites.

Les benzoates (E 210 à 213)

L'acide benzoïque et ses sels de calcium, de sodium et de potassium sont utilisés comme antibactériens et antifongiques dans les denrées alimentaires telles que les cornichons au vinaigre, les confitures allégées, les assaisonnements et les condiments, car ils bloquent le développement de certaines moisissures et levures. On peut en trouver aussi dans les pains et viennoiseries industriels, certains fromages, les crevettes cuites, certaines boissons sucrées.

• Pourquoi les éviter ?
Ces additifs peuvent être à l'origine de manifestations allergiques cutanées ou respiratoires : asthme, eczéma et éruptions cutanées de type urticaire.

D'après une étude britannique publiée en 2007[1], l'acide benzoïque favoriserait l'hyperactivité infantile, plus précisément le trouble du déficit de l'attention (TDAH).

[En savoir plus]

→ Identifier et éviter les benzoates les plus courants

- Acide benzoïque (E 210)
- Benzoate de sodium (E 211)
- Benzoate de potassium (E 212)
- Benzoate de calcium (E 213).

Les sulfites (E 220 à 228)

Les composés soufrés, comme les sulfites, sont utilisés pour inhiber la croissance des bactéries, maintenir la couleur des aliments et empêcher leur oxydation. On peut en trouver notamment dans les vins, la bière, le cidre (voir p. 100), les fruits séchés, les légumes conservés dans de la saumure ou du vinaigre, les flocons de pommes de terre, les frites surgelées, la moutarde, les cornichons.

• Pourquoi les éviter ?
Les sulfites font partie des 13 allergènes à déclaration obligatoire dès lors que leur concentration atteint 10 mg/kg ou 10 mg/litre dans un produit alimentaire. Ils peuvent provoquer des allergies et

1. J. Stevenson *et al.*, « Food additives and hyperactive behaviour in 3-year-old and 8/9-year-old children in the community : a randomised, double-blinded placebo-controlled trial », *The Lancet*, 6 septembre 2007, 370, p. 1560-1567.

même des composés mutagènes lorsqu'ils sont associés aux sorbates (E 200 à E 203).

D'après l'Anses, les sulfites présents dans le vin à des doses souvent très élevées « représentent un risque pour les gros consommateurs ». En effet, les sulfites sont déjà naturellement présents dans le vin, mais les ajouts qui sont faits au niveau industriel en augmentent considérablement la teneur. Ils peuvent engendrer des crises allergiques chez les personnes sensibles, crises caractérisées par de l'urticaire, des éternuements, des démangeaisons, des douleurs abdominales, de l'asthme.

[En savoir plus]

→ **Identifier et éviter les sulfites les plus courants**

- Dioxyde de soufre ou anhydride sulfureux (E 220)
- Sulfite de sodium (E 221)
- Bisulfite de sodium (E 222)
- Disulfite de sodium (E 223)
- Disulfite de potassium (E 224)
- Sulfite de potassium (E 225)
- Sulfite de calcium (E 226)
- Bisulfite de calcium (E 227)
- Bisulfite de potassium (E 228).

Les nitrates et les nitrites (E 249 à E 252)

Les nitrates (NO_3) et les nitrites (NO_2) sont des molécules naturellement présentes dans l'environnement (l'eau, l'air et le sol). Le nitrate est une forme oxygénée de l'azote, un gaz qui constitue 78 % de l'air ambiant. On trouve aussi des nitrates à l'état naturel dans les engrais minéraux, le fumier de bétail, les agents oxydants de l'industrie chimique, les composés explosifs et dans certains aliments. La grande majorité des nitrates que l'on consomme sont produits naturellement dans certains légumes comme la betterave, le céleri, la laitue, les radis et les épinards.

Les nitrates ajoutés par la main de l'homme, sous forme de conservateurs synthétiques, sont plus nocifs, de par leur nature et leur concentration. Quant aux nitrites, ils sont ajoutés dans les produits de boulangerie, les charcuteries, les céréales, les betteraves, le maïs, les épinards et les feuilles de navet.

Les charcuteries représentent à elles seules 10 % de l'apport alimentaire en nitrates et nitrites chez l'adulte. Dans les charcuteries, les nitrites ont une fonction de conservateur mais également de fixateur de couleur.

Ce sont eux qui confèrent aux saucisses leur couleur si… appétissante ! De plus, ils ralentissent le processus de rancissement des graisses.

• **Pourquoi éviter les nitrates ?**

Le Fonds mondial de recherche contre le cancer (FMRC) soupçonne les nitrates d'être cancérigènes du fait des interactions entre le nitrite et les amides et amines, susceptibles de former des composés azotés. Les nitrates, ainsi que leurs précurseurs, les nitrites, sont toxiques pour les êtres vivants. Ils transforment l'hémoglobine du sang en une substance proche, la méthémoglobine, laquelle ne joue plus son rôle dans l'oxygénation des tissus. L'excès de nitrates et de nitrites peut donc provoquer une grave anémie, surtout chez les nourrissons. Les femmes enceintes consommant trop de nitrates pendant leur grossesse peuvent, de manière indirecte, engendrer une anémie de l'enfant en cours de développement.

De surcroît, les nitrites peuvent se combiner au cours de la digestion avec des dérivés de protides et former des substances potentiellement cancérigènes : les nitrosamines.

L'OMS a fixé la dose de nitrates journalière admissible (DJA) à 3,65 mg/kg de poids corporel (soit 255 mg pour un homme de 70 kg).

D'après une étude de 2006[1], le fait de consommer des viandes transformées, comme les saucisses ou le bacon, augmente les risques du cancer de l'estomac. Le bacon en particulier augmente ce risque de 37 %.

• **Les nitrates dans l'eau**

La pollution des eaux par les nitrates est avant tout due à l'épandage de doses massives d'engrais azotés et de lisier (effluents d'élevage) dans les cultures. Ces surdoses de nitrates dépassent les capacités nutritives (et donc d'absorption) des plantes. Le surplus est alors entraîné par les pluies vers les rivières et les nappes souterraines, polluant la mer mais aussi l'eau que nous buvons (voir chapitre sur les eaux, p. 91). Or, cette pollution des eaux en nitrates favorise la prolifération de bactéries responsables de la destruction de certains organismes aquatiques.

Chez l'adulte, l'absorption de nitrates provient davantage de la consommation d'aliments en contenant, comme les fruits et légumes ou les

1. L. C. Larsson *et al.*, « Processed meat consumption and stomach cancer risk: a meta-analysis », *Journal of the National Cancer Institute*, août 2006, vol. 98, n° 15, p. 1078-1087.

charcuteries, que de l'eau. Pour les nourrissons, c'est au contraire la consommation d'eau qui est la source principale de nitrates. Si l'eau du robinet contient davantage de nitrates (entre 15 et 48 mg/l) que les eaux minérales et les eaux de source, celles-ci n'en sont pas moins exemptes (10 mg/l). Pour que l'eau soit considérée comme potable, la limite de nitrates établie par l'OMS est de 50 mg/l. Il est cependant possible de se procurer des eaux minérales naturelles qui en sont totalement dépourvues. L'étiquette mentionne alors « sans nitrates ».

Les pays de l'Union européenne ont l'obligation de définir des périodes d'épandage en fonction des risques de pollution des eaux. Une norme régit la quantité d'engrais azotés épandue[1], qu'il s'agisse des engrais traditionnels que constituent les effluents d'élevage ou des engrais industriels.

[En savoir plus]

➾ Identifier et éviter les nitrites et nitrates les plus courants

- Nitrite de potassium (E 249)
- Nitrite de sodium ou azotite, ou encore sel de nitrite (E 250)
- Nitrate de sodium (E 251)
- Nitrate de potassium ou salpêtre (E 252). Le salpêtre est utilisé depuis le Moyen Âge, en association avec le sel, pour conserver la viande.

[Ce qu'il faut retenir]

➾ Moins de nitrates dans votre assiette

- Réduisez votre consommation d'aliments transformés et de charcuterie (lisez attentivement les étiquettes).
- Privilégiez au maximum les fruits et légumes issus de l'agriculture biologique car ils ne sont pas cultivés avec des engrais azotés synthétiques pouvant augmenter considérablement la teneur en nitrate d'une culture.
- Installez un filtre à osmose inverse sur votre robinet. C'est très simple à poser, peu coûteux et radicalement efficace pour éliminer tous les nitrates qui se sont accumulés dans les eaux souterraines.
- Mangez des produits riches en antioxydants : certaines vitamines, comme la vitamine C naturelle, contribuent à réduire le taux de nitrates dans l'organisme.

Les antioxygènes (E 300 à E 399)

Les antioxygènes (plus connus sous leur ancien nom, « antioxydants ») ont pour rôle de retarder le processus d'oxydation des produits contenant des composants sensibles à l'oxygène (rancissement des matières grasses, modifications de couleur des plats préparés ou des biscuits

1. En application de la directive européenne « nitrates », 91/676/CEE du 12 décembre 1991.

industriels...). Ils sont assimilés à des conservateurs car ils rallongent la vie des aliments. Bref, ce sont des élixirs de jeunesse pour fruits et légumes (entre autres) !

Attention, il existe de « bons » et de « mauvais » antioxygènes. Ainsi, les vitamines C et E, les polyphénols présents dans les fruits et les légumes et le sélénium font partie de ceux qui sont bénéfiques à notre santé. Néanmoins, il existe d'autres antioxygènes dont les effets sont néfastes à notre santé, tels que les gallates et les BHT/BHA. Ce sont eux les plus controversés.

Les gallates (E 310 à E 312)

Ce sont des antioxydants de synthèse utilisés dans de nombreux aliments industriels, comme les chewing-gums, les laits en poudre, les soupes en sachet, certaines huiles végétales et biscuits d'apéritif. Ils préviennent le rancissement des graisses.

Souvent associés aux BHA et BHT, ils pourraient engendrer des réactions allergiques et des troubles digestifs. Le CIRC les classe comme potentiellement cancérigènes. Leur nocivité est suffisamment reconnue pour qu'ils soient interdits dans les aliments pour nourrissons.

[En savoir plus]

→ **Identifier et éviter les gallates les plus courants**
- Gallate de propyle (E 310)
- Gallate d'octyle (E 311)
- Gallate de dodécyle (E 312).

Le BHA (E 320) et le BHT (E 321)

Le BHA (butylhydroxyanisol) et le BHT (butylhydroxytoluène) sont des antioxygènes utilisés pour retarder l'oxydation des aliments et éviter le rancissement des graisses. On peut en trouver dans de nombreux produits, comme les plats préparés, les chewing-gums, les flocons de pomme de terre déshydratés, certaines préparations pour desserts, les chips, les céréales, les margarines.

Le BHA a été classé dans la catégorie « cancérigène possible pour l'homme » par le CIRC et potentiel perturbateur du système endocrinien. Il fait également partie des cinq substances suspectées d'être des perturbateurs endocriniens inclues dans le cadre de la Stratégie nationale sur les perturbateurs endocriniens (SNPE)[1]. En 2014, la ministre de l'Écologie, Ségolène Royale, a demandé à l'Anses d'expertiser les risques liés à ces substances afin de déterminer pourquoi l'on suspecte leur toxicité. Le rapport devrait être rendu d'ici 2018.

Le BHA et le BHT peuvent engendrer des réactions allergiques de la peau. Chez les rats et les souris, l'exposition à long terme à de fortes doses de BHT génère des problèmes au foie, à la glande thyroïde et aux reins, et parfois même des tumeurs. Le BHT est interdit en Australie, en Suède, en Roumanie, ainsi qu'au Pakistan. En Californie, il est inscrit sur la liste des substances cancérigènes. En Europe, la dose journalière acceptable pour ces deux substances peut varier de 0 à 0,05 mg/kg de poids corporel.

ACTUALITÉ

Même les cadavres…

« Homme, souviens-toi que tu es poussière et que tu retourneras à la poussière. » Ce verset biblique[2] semble subir quelques variantes spatio-temporelles ces derniers temps… On connaissait le hamburger-frites d'un célèbre fast-food mis sous cloche de verre dans un musée et qui, depuis huit ans, ne se décompose pas d'un pouce[3], mais on n'avait pas pensé que cela pouvait être le cas… des corps humains ! Et pourtant, un entrepreneur de pompes funèbres à Berlin, Walter Müller, affirme que « les corps mis en terre il y a trente ans ont l'air d'avoir été inhumés la semaine dernière […], c'est comme s'ils avaient mariné dans des produits conservateurs[4] ».
En principe, le processus de décomposition se fait en huit à dix ans. Certains mettent en cause les conservateurs qu'on absorbe tout au long de notre existence via l'alimentation et les cosmétiques, d'autres accusent l'utilisation en masse des pesticides, lesquels auraient tué des bactéries nécessaires à la décomposition.

[Ce qu'il faut retenir]

→ Sur les antioxygènes

– Les antioxygènes les plus nocifs pour la santé sont les gallates, le BHA et le BHT.

1. Stratégie nationale engagée par le gouvernement afin de prévenir les risques et limiter l'exposition des personnes, notamment les femmes enceintes et les enfants.
2. Genèse 3, 19.
3. David Whipple, « Le phénomène du burger qui ne voulait pas mourir », émission télévisée de CBS « The doctors », 2013.
4. *Sunday Telegraph*, 2013.

– Repérez donc bien leurs codes sur les étiquettes (E 310, E 311, E 312, E 320, E 321) et fuyez !

Les agents de texture (E 400 à E 499)

Les agents de texture sont des additifs destinés à maintenir ou modifier la texture d'un produit (par exemple, lui conférer de la consistance), essentiellement pour le rendre plus attirant... Il n'est pas rare qu'une même denrée en cumule plusieurs. On sait pourtant que les apparences peuvent être trompeuses, alors méfions-nous de ces satanés séducteurs !

Les agents de texture englobent les émulsifiants, les épaississants, les stabilisants et les gélifiants. Les agents d'enrobage et les agents de charge, bien que n'étant pas classés dans la catégorie des E 400, sont également des agents de texture. Si certains sont inoffensifs, d'autres peuvent se révéler dangereux.

Les épaississants et les gélifiants (E 400 à E 440)

Les épaississants et les gélifiants augmentent la viscosité ou la consistance d'un produit. Ils se cachent dans les charcuteries, les crèmes dessert, les glaces, les pâtisseries et, bien sûr, les confiseries.

- **Les épaississants**

Les épaississants (encore appelés hydrocolloïdes) sont des macromolécules hydrosolubles, lesquelles, en réagissant avec les molécules d'eau, modifient le milieu aqueux dans lequel elles se trouvent. Les fruits et les légumes en contiennent naturellement, notamment des pectines (fibres) ou des celluloses, qui participent à la rétention d'eau présente dans ces aliments.

Dans l'industrie alimentaire, on utilise les épaississants en tant qu'additifs dans le but de stabiliser la phase aqueuse, par exemple pour certaines sauces, crèmes, glaces, de nombreux produits de panification, etc[1]. Les plus employés sont les farines de graines de caroube (E 410) et de guar (E 412), et le xanthane (E 415). Les amidons modifiés font également partie des épaississants. Il existe plus de quinze amidons modifiés. Ils se présentent sous forme de fécules (de pomme de terre, maïs, manioc, etc.).

1. Leur usage est régi par le règlement (CE) n° 1333/2008 du Parlement et du Conseil du 16 décembre 2008 sur les additifs alimentaires.

Il faut savoir que ces additifs sont sans valeur nutritionnelle et que leurs modifications chimiques peuvent être dangereuses.

• Les gélifiants

Les gélifiants sont des substances qu'on ajoute à une préparation alimentaire afin de lui donner la consistance d'une gelée. Dans l'agro-alimentaire, la gélatine est partout… De la pizza à la guimauve, en passant par le yaourt, le riz cantonais, jusqu'aux bonbons sous toutes leurs formes, on ne peut dénombrer les produits alimentaires qui en contiennent.

Les gélifiants peuvent être d'origine animale (extraits d'os et de peau d'animaux, comme la gélatine), ou végétale (extraits d'algues, comme l'alginate, ou encore de fruits, comme la pectine). L'Efsa reconnaît comme additif alimentaire uniquement les gélifiants extraits de végétaux ; en Europe, la gélatine animale est considérée comme un ingrédient et non comme un additif (et n'a donc pas de code).

D'après la règlementation européenne, seuls les produits contenant de la gélatine issue de viande bovine doivent l'afficher en toutes lettres sur l'étiquette : « gélatine de bœuf ». La mention « gélatine » sans autre indication signifie qu'elle est issue de porc (les végétariens et ceux qui ne consomment pas de viande de porc doivent donc veiller à ne pas consommer de gélatine). Elle est fabriquée par l'hydrolyse du collagène issu de la peau, des os et des tendons des animaux (plus simplement, en faisant bouillir les carcasses d'animaux), majoritairement des porcs. Les méthodes de fabrication de la gélatine (de porc ou de bœuf) ont été remises en cause dans les années 1990, avec le scandale de la vache folle.

[En savoir plus]

→ Identifier et éviter les gélifiants les plus courants

- Les carraghénanes (E 407)
- L'agar-agar (E 406)
- Les polysorbates (E 432 à E 436)
- Les pectines (E 440).
- Les polyphosphates (E 450 à E 452)

• Pourquoi les éviter ?

Les polysorbates sont soupçonnés d'être cancérigènes, reprotoxiques et fœtotoxiques. Des études sont en cours. Quant aux polyphosphates (E 450-451-452), qui servent à retenir de l'eau dans les aliments, nous n'avons aucun recul concernant les effets potentiellement néfastes de ces additifs sur notre organisme. Plus généralement, tous les gélifiants, même les plus courants, comme ceux listés ci-dessus, sont à ne consommer qu'occasionnellement car on manque de recul en ce qui concerne leurs effets secondaires sur la santé, à moyen et à long terme.

FOCUS

Cuisine moléculaire : des effets spéciaux

La gastronomie moléculaire est une discipline scientifique ayant pour objet l'expérimentation de mécanismes survenant lors de transformations culinaires, en ajoutant des additifs chimiques. Par exemple, la création d'« œufs futuristes » en mélangeant un œuf, de l'alginate et du sirop coloré, ou encore de friandises high-tech à base de sucre pétillant et de colorant. Les gélifiants sont aussi très utilisés, à doses importantes, en cuisine moléculaire. Cette cuisine, auparavant réservée à des chefs spécialisés, se retrouve peu à peu sur nos tables, appréciée pour l'originalité de ses plats et son côté en apparence ludique. Mais la plupart des ingrédients utilisés sont nocifs pour la santé.
Des recettes à base d'additifs artificiels, dans le but d'impressionner ses convives et de surprendre par de belles assiettes, alors qu'on n'a aucun recul sur leur effet néfaste (sans compter les risques d'erreurs de dosage quand on improvise soi-même). Ces petites « expériences à avaler » en valent-elles vraiment la chandelle ?

Les émulsifiants (E 322, E 471, E 472)

Les émulsifiants servent à réaliser et à stabiliser une émulsion, c'est-à-dire le mélange de deux ou plusieurs substances non miscibles. Il en existe deux sortes :
- **la lécithine** (E 322, classée dans les antioxygènes, utilisée aussi comme émulsifiant), extraite la plupart du temps du soja et utilisée principalement dans les chocolats ;
- **les mono-** (E 471) **et diglycérides d'acides gras** (E 472), extraits soit de graisses animales, soit de graisses végétales (huile de palme). Ils sont utilisés le plus souvent dans les desserts glacés.

Les émulsifiants sont utilisés dans de nombreux produits transformés, comme les sauces, les mayonnaises, les margarines, les confiseries, les pains, etc.

FOCUS

Le cas des sels de fonte

Parmi les émulsifiants, on peut aussi classer les sels de fonte, tels l'orthophosphate de sodium (E 339) et le polyphosphate (E 452), qui ont une fonction émulsifiante dans les fromages fondus. Ils assurent une répartition homogène des matières grasses et des autres ingrédients.

• **Pourquoi les éviter ?**

En février 2015, une étude américaine[1], publiée dans la revue *Nature*, a démontré que certains émulsifiants perturbent les intestins, en déséquilibrant la flore intestinale. Les chercheurs ont nourri des rats avec une quinzaine d'émulsifiants alimentaires. À l'issue de ce test, la biodiversité de leur flore intestinale s'était détériorée ; certains rats étaient devenus obèses, d'autres souffraient d'inflammation intestinale ou d'intolérance au glucose. Pour l'auteur de cette étude, l'augmentation des pathologies digestives, ces cinquante dernières années, pourrait avoir un lien avec l'abondance des additifs que nous ingérons.

Les agents d'enrobage (E 900 à E 914)

Les agents d'enrobage sont des substances appliquées à la surface d'un produit alimentaire afin de lui conférer un aspect brillant. Le but est de rendre la denrée plus appétissante aux yeux du consommateur. Parmi ces agents figurent :

- **les humectants**, appelés aussi agents de rétention d'eau et d'humidité ou agents de conditionnement hermétique ;
- **les agents de glaçage**, appliqués essentiellement sur les produits dont la peau ne se mange pas, comme celle de l'avocat. Ce peuvent être des huiles végétales, mais aussi minérales, issues d'hydrocarbures – les mêmes que celles qu'on utilise comme lubrifiant mécanique. Bon appétit !
- **les agents de glissement** : leur rôle est de limiter l'adhérence de la poussière sur le produit alimentaire. Ce sont des lubrifiants appliqués à la surface de l'aliment, comme les esters de cire.

Il faut savoir que les pommes (tout comme la plupart des aubergines, des concombres, des potirons, etc.) sont trempées dans un bain de cire après leur cueillette !

1. B. Chassaing *et al.*, « Dietary emulsifies impact the mouse gut microbiota promoting colitis and metabolic syndrome », *Nature*, mars 2015, vol. 519, n° 7541, p. 92-96.

N'AVALONS PAS N'IMPORTE QUOI !

Cirer les pompes ? Non, les pommes !

Les grands producteurs de fruits et légumes joueraient-ils à la sorcière de Blanche-Neige ? Qu'ont-ils mis sur cette belle pomme pour qu'elle soit si rouge et si brillante ? De la cire ! Qui pourrait bien gravement vous nuire. Alors fuyez…

Les Québécois ont tiré la sonnette d'alarme en 2002 sur la toxicité potentielle de la cire utilisée pour enduire les fruits afin de les conserver et de les rendre plus appétissants aux yeux du consommateur. Cette cire contient de la morpholine dont le dérivé, le N-nitrosomorpholine, est avéré cancérigène chez les animaux. Son usage agroalimentaire est déconseillé par l'OMS.

Consommez-donc de préférence des fruits et des légumes de l'agriculture biologique : morpholine et cires y sont interdites.

Les agents de charge (E 420, E 421, E 965, E 1200)

Également appelés « agents de remplissage », ces additifs, véritables agents doubles, permettent d'augmenter le volume et le poids (… et donc le prix !) d'un produit alimentaire industriel, sans en accroître ni l'apport énergétique ni la valeur nutritionnelle. Citons par exemple la polydextrose (E 1200), utilisée dans les produits minceur allégés en sucre, ou encore le sorbitol (E 420) et le sirop de maltitol (E 965), qui peuvent provoquer des flatulences et ont des effets laxatifs si on en consomme excessivement.

[Ce qu'il faut retenir]

→ **Sur les agents de texture**

- Les agents de texture regroupent les émulsifiants, les épaississants, les stabilisants et les gélifiants, ainsi que les agents d'enrobage et les agents de charge.
- La plupart d'entre eux sont soupçonnés d'être cancérigènes, reprotoxiques et fœtotoxiques. De plus, nous n'avons aucun recul sur les effets dévastateurs de leur mélange, accumulé dans notre organisme et nos cellules.
- Évitez le plus possible les aliments transformés et préparés, sauf en cas d'extrême urgence, quand vous n'avez pas le temps de préparer vous-même vos plats à la maison. Toutefois, il n'est pas si difficile d'acheter une pomme, deux carottes, et de se concocter une portion de boulgour cuit en dix minutes (délicieux avec un peu d'huile d'olive), au lieu d'ingérer rapidement un plat préemballé blindé d'agents de texture «pour faire plus joli ».
- En bref, rapprochez-vous le plus possible des aliments les moins trafiqués par la main de l'homme…

Les exhausteurs de goût (E 620 à E 650)

Les exhausteurs de goût sont des substances qui, sans avoir de saveur propre prononcée, augmentent l'intensité de la perception olfacto-gustative (goût et/ou odeur)[1] que l'on a d'une denrée alimentaire sans en changer le goût en tant que tel. L'Union européenne les classe de E 620 (acide glutamique) à E 641 (L-leucine). Le *Codex alimentarius* (voir p. 135) a élaboré sa propre liste.

On trouve des exhausteurs de goût majoritairement dans les plats transformés industriels, sauf ceux certifiés biologiques, car le cahier des charges bio en interdit l'usage. Ils se cachent partout, particulièrement dans les cubes de bouillon, les chips, les biscuits d'apéritif, les soupes en sachet, les bâtons de surimi, les biscuits secs. Et ne pensez pas que vous serez épargné au restaurant ! Nombreux sont les plats qui en contiennent.

Les exhausteurs de goût sont très controversés. Certaines études[2] précisent qu'ils pourraient favoriser l'apparition de cancers ou de maladies dégénératives telles que la maladie d'Alzheimer ou de Parkinson. Tous les exhausteurs de goût sont à éviter car, outre le fait qu'ils sont mauvais pour notre santé, ils déforment notre goût naturel.

[En savoir plus]

→ Identifier les exhausteurs de goût à éviter

Glutamates
- Acide glutamique (E 620)
- Glutamate de sodium ou glutamate monosodique (E 621)
- Glutamate monopotassique (E 622)
- Diglutamate de calcium (E 623)
- Glutamate d'ammonium (E 624)
- Glutamate de magnésium (E 625)

Guanylates
- Acide guanylique (E 626)
- Guanylate disodique (E 627)
- Guanylate dipotassique (E 628)
- Guanylate de calcium (E 629)

Inosinates
- Acide inosinique (E 630)
- Inosinate dipotassique (E 631)
- Inosinate de calcium (E 633)

1. Définition de la directive 95/2/CE du Parlement européen et du Conseil de l'Europe du 20 février 1995.
2. Who Food Additives, « Toxicological evaluation of certain food additives », n° 22, Cambridge University Press, 1988 ; J.D. Fernstrom et S. Garattini, 2000-international Symposium on Glutamate.

Divers
- 5'-ribonucléotide calcique (E 634)
- 5'-ribonucléotide disodique (E 635)
- Maltol (arôme) (E 636)
- Éthyl-maltol (arôme) (E 637)
- Glycine (E 640)
- L-leucine (E 641)

Autres additifs considérés comme des exhausteurs de goût
- Acide lactique (acidifiant) (E 270)
- Acésufame-K (chewing-gums et desserts) (E 950)
- Aspartame (chewing-gums et desserts) (E 951)
- Thaumatine (chewing-gums et desserts) (E 957)
- Néohespéridine dihydrochalcone (chewing-gums) (E 959)
- Néotame (E 961)
- Érythritol (E 968)
- Chlorure de potassium (E 508)

Le glutamate de sodium

L'exhausteur de goût le plus connu – car le plus polémique – est le glutamate de sodium (ou glutamate monosodique, E 621). Il se cache parfois derrière le terme « goût fumé » (voir aussi p. 164). On le trouve dans de très nombreux plats préparés, chips, biscuits d'apéritif, ou encore dans certains bouillons en cube et soupes en sachet…

• Pourquoi l'éviter ?

Le glutamate de sodium fait partie de la classe des composés chimiques des excitotoxines. Sur les animaux, il a été montré que, à dosage élevé, ces substances ont des effets nocifs sur certaines régions du cerveau non protégées par la barrière hémato-encéphalique et que plusieurs maladies chroniques peuvent résulter de cette neurotoxicité. Selon certaines études concordantes[1], le glutamate de sodium provoquerait des réactions allergiques chez les sujets sensibles et pourrait déclencher « le syndrome du restaurant chinois » – dépeint comme un ensemble de symptômes apparaissant chez certaines personnes quelques minutes après consommation : bouffées de chaleur, palpitations cardiaques et nausées[2].

Pour l'OMS et l'Anses, cet additif ne constitue pourtant pas un danger, ce qui explique qu'il est autorisé en Europe et aux États-Unis.

1. B. Meldrum, « Amino acids as dietary excitotoxines: a contribution to understanding neurodegenerative disorders », *Brain Research Reviews*, septembre 1993, vol. 18, n° 3, p. 293-314 ; C. B. Nemeroff, « Monosodium glutamate-induced neurotoxicity: review of the literature and call for further research », in S. A. Miller, *Nutrition and Behavior*, Philadelphie, Franklin Institute, 1981, p. 177-211.
2. Certains restaurateurs recommandent dans ce cas de boire beaucoup de thé, sans attendre.

Néanmoins, certains spécialistes, tels que Hans-Ulrich Grimm, journaliste et essayiste allemand, affirment que le glutamate détruit les cellules du cerveau[1]. Selon eux, cet additif aggraverait de nombreux troubles neurologiques comme les maladies d'Alzheimer et de Parkinson.

Par ailleurs, le principe même du glutamate de sodium est d'exciter la sensation de faim et donc d'augmenter l'appétit. C'est la raison pour laquelle les industriels en glissent dans leurs recettes... Ils cherchent bel et bien à vous pousser au grignotage, pour vendre davantage. En effet, d'après un rapport de 2002[2], le E 621 dérègle les sensations de faim et de satiété en augmentant anormalement l'appétit. De plus, le glutamate stimulerait la sécrétion d'insuline, une hormone du pancréas impliquée dans le diabète de type 2 (dit « diabète gras ») et donc dans des prises de poids excessives.

N'AVALONS PAS N'IMPORTE QUOI !

Le glutamate de sodium : un goût de « revenez-y »

Ne vous êtes-vous jamais demandé pourquoi vous aviez encore envie d'aller chercher une de ces pizzas de piètre qualité à la pizzeria du coin, alors qu'elles n'ont rien de « spécial » ? Eh bien, peut-être que la pâte cache une poudre blanche diluée dans la préparation, une poudre que vous n'allez pas sniffer mais bien avaler, et qui vous rend accroc... Comme le paquet de chips qu'on vous a proposé lors du dernier apéro entre collègues et que vous avez grignoté frénétiquement sans parvenir à vous arrêter ! Le glutamate de sodium !
Non, ce n'est pas un manque de volonté de votre part, ni un excès de gourmandise, mais une véritable duperie de la part des industriels, étant donné que le consommateur est pour ainsi dire « drogué » à son insu, rendu dépendant du glutamate de sodium.

[Ce qu'il faut retenir]

→ Sur les exhausteurs de goût

- Lisez-bien les étiquettes et n'achetez pas un produit s'il contient un exhausteur de goût, au risque d'en devenir accroc !
- **Le glutamate de sodium est un véritable poison**, il vous rend dépendant à l'aliment qui en contient, et votre comportement alimentaire peut en être lourdement

1. R. L. Blaylock, *Excitoxins: The Taste That Kills*, Santa Fe, Health Press, 1997 ; H.-U. Grimm, *Le Mensonge alimentaire*, Guy Trédaniel, 2006, p. 51-53.
2. C. A. Gobatto *et al.*, « The monosodium glutamate (MSG) obese rat as a model for the study of exercise in obesity », *Research Communications in Molecular Pathology and Pharmacoyl*, 2002, vol. 111, n° 1-4, p. 89-101.

affecté. Si vous ne deviez proscrire qu'un seul additif de votre alimentation, c'est bien celui-là. Retenez son numéro par cœur : E 621.

Les arômes alimentaires

« Une odeur puissante, sucrée, étrange. Elle avala cette saveur, forte comme la mort... » Guy de Maupassant, *Yvette*

Arômes : un paradis artificiel

Les arômes sont des substances qu'on ajoute aux denrées alimentaires afin de leur conférer un parfum, une saveur, ou les deux simultanément, ou encore afin de renforcer ou modifier leur saveur d'origine. Un arôme peut être naturel ou artificiel ; dans le second cas, il s'agit soit d'imiter un arôme naturel, soit d'en créer un qui n'existe pas dans la nature.

• Quelle est la règlementation relative aux arômes ?

En matière de sécurité alimentaire, on entend peu parler des arômes artificiels, et pour cause : c'est un monde opaque où règne un vide juridique dans lequel les industriels s'engouffrent. Pourtant, on en ingère quelque 17 000 tonnes par an en France ! Le recours aux arômes chimiques est devenu quasi systématique dans les produits industriels. Une multitude d'arômes sont utilisés afin de donner du goût à des produits qui en sont dépourvus. On ne sait rien de ces arômes, si ce n'est qu'ils pervertissent à la longue notre sens naturel du goût... Ce méli-mélo de saveurs artificielles joue avec notre odorat, nous dupant sur la valeur réelle d'un aliment. Ils tentent de donner une âme à des produits qui n'en ont pas, mais ce n'est qu'une ruse !

Les arômes font l'objet d'une harmonisation réglementaire à l'échelle européenne[1]. Avant d'être autorisés par la Commission européenne, ils sont soumis à l'évaluation de l'Efsa. La législation précise les arômes et substances interdits, les doses maximales utilisables pour certains arômes, ainsi que les règles d'étiquetage applicables au niveau européen. Une liste officielle d'environ 2 000 produits chimiques autorisés est parue en octobre 2012. Parmi eux, de nombreuses substances sont encore en cours d'évaluation par l'Efsa, mais, dans l'attente du verdict, leur emploi est considéré comme sûr... Où sont la logique et le principe de précaution ?

1. Règlements (CE) n° 1331/2008 et n° 1334/2008.

• Décrypter les étiquettes

La présence d'arômes dans un produit alimentaire doit être signalée dans la liste des ingrédients, soit par le terme « arôme(s) », soit par une dénomination plus spécifique :

- **arôme naturel de X :** c'est un arôme 100 % naturel, provenant presque exclusivement de X (par exemple l'arôme naturel de vanille) ;
- **arôme naturel** (sans autre mention) : c'est un arôme 100 % naturel, pouvant provenir de différentes sources, certes toutes naturelles, mais parfois très éloignées du produit concerné (voir encadré ci-dessous) ;
- **arôme** (sans qualificatif) : c'est un arôme de synthèse chimique ;
- **arôme X :** c'est un arôme purement artificiel qui cherche à reproduire la saveur X (par exemple l'arôme poulet) ;
- **une dénomination spécifique** telle que : « eau de rose », « huile essentielle de menthe », etc.

Quels sont les risques pour notre santé ?

L'impact sur la santé des quelque 2 000 substances chimiques autorisées n'a fait l'objet d'aucune étude ni d'évaluation sur les interactions potentielles de leur consommation simultanée (voir L' « effet cocktail », p. 121) !

Évitez donc de consommer des produits contenant des arômes artificiels ou des *ersatz* de saveurs naturelles. Ne vous laissez pas duper par des mentions purement marketing : « parfum vanille », « saveur oignons »... sans aucune valeur règlementaire. Pire, on ne sait pas du tout comment ni avec quoi ces arômes ont été conçus.

N'AVALONS PAS N'IMPORTE QUOI !

Arômes : méfiez-vous des imitations !

Vanille...

Un des arômes les plus répandus est la vanilline de synthèse, évidemment beaucoup moins coûteuse que l'extrait de vanille naturelle ! On la retrouve dans le sucre vanilliné (au lieu de vanillé).

... fraise

Lorsqu'un arôme est qualifié de « naturel » dans la liste des ingrédients, cela signifie seulement qu'il n'est pas... artificiel. Mais attention, de quel produit de la nature s'agit-il ?

La nature a de vrais talents de comédienne : ainsi l'arôme naturel fraise est fabriqué à partir de... copeaux de bois australien ! Il en est de même pour les goûts framboise, cacao, chocolat et vanille.
Seul l'arôme naturel *de* fraise est obtenu à partir de fraises. Néanmoins, il peut n'être présent qu'en très faibles quantités et renforcé avec l'arôme naturel produit avec des copeaux de bois.

Le « goût fumé » : une allégation... fumeuse

Lardons, jambons, poissons, harengs, biscuits d'apéritif, sauces barbecue... Tous ces produits au délicieux arôme de charbon de bois n'ont évidemment jamais été mis en contact avec la moindre volute de fumée. Un artifice de plus des industriels pour leur donner une touche d'authenticité très terroir. Même le (si cher) saumon fumé n'y échappe pas.

Il faut savoir que les arômes de fumée ont leur propre règlementation[1] car ils sont constitués de mélanges complexes de substances obtenues par des procédés spéciaux, afin de donner ce goût bien particulier de « fumée ». Le groupe scientifique de l'Efsa a étudié la toxicité des arômes de fumée qui sont loin d'être sans danger. Sous une mention fourre-tout comme « arôme fumée » se cachent des substances (notamment deux d'entre elles : Unismoke et Zesti Smoke Code 10) aux effets nocifs sur la santé des rats au-delà d'un certain niveau d'absorption. Les scientifiques mettent en garde contre l'absence de données sur leur toxicité en matière de reproduction et de développement du fœtus, et contre le manque d'études à long terme sur ces produits.

En outre, nous l'avons vu, le très controversé glutamate de sodium E 621 (un exhausteur de goût, voir p. 160) est souvent combiné à ces arômes.

1. Le règlement (CE) n° 2065/2003 précise les procédures relatives à leur évaluation et leur autorisation au sein de l'Union européenne, et le règlement (CE) n° 1321/2013 établit la liste officielle des arômes de fumée autorisés.

[Ce qu'il faut retenir]

→ **Sur les arômes alimentaires**

– Méfiez-vous des arômes artificiels : nous n'avons aucun recul sur leurs interactions potentielles en cas de consommation simultanée. Il n'existe pas de contre-indications comme pour les médicaments.
– Attention aussi aux arômes « naturels » : seuls ceux qui comportent le mot « de » sont vraiment élaborés avec le produit cité. Ainsi, l'arôme « de » fraise est fait avec de la fraise, tandis que l'arôme naturel goût fraise est élaboré avec… des copeaux de bois !

Les édulcorants

« La tendance naturelle de l'esprit humain est de croire avant de savoir. » Gaston Bouthoul, *La Guerre*

Les édulcorants sont des additifs alimentaires qui « adoucissent » (littéralement parlant), confèrent une saveur sucrée. Ils sont parfois directement utilisés à table par le consommateur : ils ont alors vocation à remplacer le sucre dans les régimes hypocaloriques ou adaptés aux diabétiques. Dans le commerce, on peut trouver différents édulcorants, d'origine chimique ou végétale, sous forme liquide, en comprimés (sucrettes) ou en poudre. Ils n'ont pas tous les mêmes propriétés ni le même pouvoir sucrant, toutefois toujours très élevé : 100 à 600 fois celui du sucre classique (saccharose) – et jusqu'à 13 000 fois pour les édulcorants intenses.

Les premiers édulcorants ont été découverts par hasard par des chimistes : en 1879 a été inventée la saccharine, en 1965 l'aspartam. Le sucralose, directement créé à partir du saccharose, est apparu en 1976. En France, c'est à partir de 1987 que les édulcorants sont devenus de véritables stars ! Leur vente, jadis autorisée uniquement en pharmacie, était devenue possible en grandes surfaces. En 1988, l'autorisation d'employer des édulcorants dans des aliments courants comme les sodas, les laitages, les confiseries, n'a fait que révolutionner leur utilisation culinaire…

On distingue deux grandes familles d'édulcorants chimiques :
– **Les édulcorants hypocaloriques** (dits de charge ou polyols) tels que le sorbitol, l'isomalt ou le xylitol. Leur pouvoir sucrant n'est pas élevé, mais ils n'apportent que 2 calories par gramme contre 4 pour le saccharose.

- **Les édulcorants intenses**, tels que l'aspartame, la saccharine ou le sucralose.

On les retrouve aujourd'hui dans de nombreux produits alimentaires dits « allégés », tels que les sodas, les glaces, les produits laitiers, les bonbons, les chewing-gums... Mais ils se cachent aussi dans les médicaments, les dentifrices, etc.

À côté des édulcorants chimiques, on trouve des édulcorants naturels, d'origine végétale, comme la stévia (voir p. 168).

Édulcorants et santé : les incertitudes

Certaines études mettent en question l'innocuité des édulcorants, qu'ils soient de charge ou intenses. Dans un rapport de 2013[1], l'Efsa a conclu que l'aspartame, l'un des édulcorants les plus courants du marché, ne constitue pas un risque pour la santé s'il est consommé dans la limite de la dose journalière acceptable (DJA) de 40 mg/kg de masse corporelle par jour. Les opposants soulignent que cette DJA repose sur des rapports provenant des industriels, de 1973 et 1974 (donc partiaux). Alors, que doit-on en penser ?

- **Les édulcorants, un allié santé...**

D'après son dernier avis de janvier 2015, l'Anses n'a trouvé aucun intérêt nutritionnel scientifiquement démontré aux édulcorants intenses (EI) utilisés comme substituts non caloriques au sucre. Selon elle, aucune étude ne prouverait le bénéfice de ces additifs sur le contrôle du poids, pas plus que sur la glycémie chez les sujets diabétiques ou sur l'apparition de diabète de type 2. Il s'agit de la première évaluation globale au niveau européen.

- **... ou une douceur à risques ?**

Une étude[2] a mis en évidence un lien entre la consommation d'édulcorants tels que l'aspartame et l'accouchement prématuré. Les chercheurs précisent que les femmes buvant plus d'une boisson édulcorée par jour ont 11 % de risques supplémentaires d'être victimes d'un accouchement prématuré, contrairement à celles qui n'en consomment pas. De son côté, l'Anses est en phase de recherche et d'évaluation

1. Source : communiqué de presse Efsa, 10 décembre 2013.
2. L. Englund-Ögge L. *et al.*, « Association between intake of artificially sweetened and sugar sweetened beverages and preterm delivery: a large prospective cohort study », *American Journal of Clinical Nutrition*, septembre 2012, vol. 96, n° 3, p. 552-559.

pour compléter les rares études sur les risques de la consommation d'édulcorants en période de grossesse.

Une étude italienne portant sur 240 souris mâles et publiée en 2011[1] démontre que l'aspartam augmente le risque de cancers du foie et des poumons. Certains affirment que cet édulcorant pourrait engendrer différents troubles du comportement et des problèmes neurologiques, tels que des migraines et des crises d'épilepsie. Un médecin américain, H.J. Roberts, affirme détenir une liste de 1 400 cas démontrant la toxicité de cet édulcorant, surtout sur le système nerveux[2]. Il a relevé un taux anormalement élevé de maux de tête chez les consommateurs d'aspartam et suppose que sa consommation pourrait avoir un lien avec l'apparition de tumeurs au cerveau. L'aspartame reste donc une substance controversée.

Flash actualité

→ Édulcorants et diabète

Une étude israélienne[3] publiée dans la revue *Nature* démontre que certains édulcorants peuvent avoir des effets totalement opposés à ceux escomptés. Au lieu de contribuer à la prévention du diabète, ils semblent favoriser cette maladie. Différentes études récentes aboutissent à la même conclusion : en février 2013, pour n'en citer qu'une, l'équipe de Françoise Clavel-Chapelon (Inserm, Institut Gustave-Roussy), qui a suivi plus de 66 000 femmes pendant quatorze ans, a conclu que les consommatrices de boissons édulcorées, même en quantité modérée, présentent un risque accru de déclencher un diabète par rapport aux femmes non consommatrices[4]. Il s'agit d'un lien statistique et non la preuve d'un lien de causalité, mais cela incite à la prudence !

MIEUX CONSOMMER, MIEUX MANGER

Édulcorants : étiquetage obligatoire

– Édulcorants intenses : l'étiquette doit impérativement mentionner « avec édulcorant ».

1. M. Soffritti, « The carcinogenic effects of aspartame: the urgent need for regulatory reevaluation », *American Journal of Industrial Medicine*, avril 2014, vol. 57, n° 4, p. 383-397.
2. H. J. Roberts, « Aspartame disease: an FDA-approved epidemic », disponible sur : www.mercola.com
3. J. Suez *et al.*, « Artificial sweeteners induce glucose intolerance by altering the gut microbiota », *Nature*, octobre 2014, vol. 514, n° 7521, p. 181-186.
4. G. Fagherazzi *et al.*, « Consumption of artificially and sugar-sweetened beverages and indicent type 2 diabetes in the E3N-EPIC cohort », *American Journal of Clinical Nutrition*, mars 2013, vol. 97; n° 3, p. 517-523.

– Édulcorants contenant de l'aspartame : l'inscription « source de phénylalanine » doit figurer sur l'emballage, notamment à l'attention des personnes souffrant de phénylcétonurie, qui ne peuvent métaboliser cet acide aminé.
– Édulcorants de table : ils doivent porter la mention « édulcorant de table à base de... », complétée du nom de l'édulcorant concerné.
– Édulcorants de table contenant des polyols : obligation est faite aux industriels d'indiquer leur effet laxatif.

La stévia a la cote

Depuis quelques années, la stévia a commencé à remplacer les édulcorants dits « chimiques » dans nos placards. La *Stevia rebaudiana* est une plante originaire d'Amazonie. Ses feuilles au goût sucré très prononcé, que les Indiens d'Amazonie consomment fraîches, sont 200 à 300 fois plus sucrantes que le saccharose, et sans calorie.

En novembre 2011, la Commission européenne a autorisé l'utilisation d'un nouvel édulcorant intense, les glycosides de stéviol, extraits de la plante stévia, dont la commercialisation en tant que denrée alimentaire n'est pas autorisée en Europe. Seuls les glycosides de stéviol (E 960) sont autorisés en tant qu'édulcorants au niveau européen. L'Efsa a établi une DJA de 0 à 4 mg par jour et par kilo de poids corporel.

Les industriels donnent de la stévia l'image d'un produit sain et inoffensif. Sauf que... si elle est bien extraite de la nature, les glycosides de stéviol utilisés dans l'industrie agroalimentaire, eux, ne sont pas si naturels que cela. Et les produits dérivés de la nature peuvent aussi commettre des dommages...

Il faut en effet bien distinguer la poudre verte de stévia, directement importée d'Amérique du Sud, puis broyée et non transformée, de la stévia du commerce, vendue sous forme de comprimés, de poudre ou de sirop. Les industriels lui font subir, en laboratoire, différents traitements chimiques pour isoler la molécule sucrante de la plante. Le danger est que ce procédé a été mis en place il y a seulement quelques années et que nous n'avons donc aucun recul sur ses potentiels effets délétères sur la santé. Selon les autorités américaines de santé[1], la stévia pourrait être nocive pour les reins et le système cardio-vasculaire, bien

1. La Food and Drug Administration (FDA).

que ce ne soit pas encore avéré. Ici encore, le monde attend de voir apparaître les éventuels dégâts sur les êtres humains.

[Ce qu'il faut retenir]

→ Édulcorants : en user sans en abuser

– Il faut rester prudent avec tous les faux sucres (autant qu'avec les vrais, d'ailleurs), qu'il s'agisse d'aspartame, de stévia, ou autres. Les études contradictoires et les institutions qui affirment leur innocuité ne sont pas parvenues, à l'heure actuelle, à prouver que les édulcorants sont totalement sans danger. Elles ont même tendance à affirmer de plus en plus que les édulcorants n'ont aucun effet positif sur la lutte contre le diabète ou la prise de poids. De plus, ils maintiennent l'appétence et le goût du sucre.
– Consommez-les donc avec la plus grande modération si vous n'arrivez pas à les éradiquer de votre alimentation (ce qui est, selon nous, la solution idéale pour ne courir aucun risque). Assez des industriels qui se sucrent sur notre dos !

Les métaux lourds

Métaux lourds... de conséquences

Les métaux lourds correspondent aux éléments métalliques naturels dont la masse volumique est supérieure à 5 g/cm^3. Leur toxicité dépend de leur concentration mais également de leur forme chimique. Parmi eux, citons l'aluminium, le mercure, le nickel, le plomb...

Les métaux lourds sont naturellement présents dans notre environnement, mais en quantité infime, sans danger pour l'homme. Utilisés par l'industrie, ils sont rejetés dans l'air en grande concentration sous forme de très fines particules et retombent sur le sol, polluant ainsi toute la chaîne alimentaire : les végétaux puis les animaux. Ils se retrouvent donc pour la plupart dans notre alimentation...

L'aluminium

C'est un métal issu de la croûte terrestre. C'est l'élément le plus présent après l'oxygène et le silicium. Il se retrouve naturellement dans notre alimentation en très infimes quantités. Mais sa concentration peut s'élever très vite, par le biais des additifs alimentaires contenant de l'aluminium ou du contact avec des emballages (comme le papier d'aluminium) ou des ustensiles de cuisine faits de ce métal.

On le trouve également dans l'eau du robinet (voir aussi p. 90). En effet, des sels d'aluminium sont utilisés comme agents floculants lors du traitement des eaux afin d'éliminer les particules organiques. La valeur réglementaire de la concentration de l'aluminium dans l'eau est fixée à 0,2 mg/l par la directive « cadre eau » et l'OMS, mais dans certaines communes elle outrepasse ce taux. Il est donc recommandé de se renseigner sur la qualité de l'eau auprès de sa mairie.

- **Pourquoi l'éviter ?**

L'aluminium est considéré comme neurotoxique et il est suspecté de jouer un rôle dans l'apparition de la maladie d'Alzheimer. Il traverse la peau et le tube digestif. Une fois dans le sang, il est filtré par les reins et éliminé par les urines. Toutefois, 20 % échappe à ce filtrage et peut se fixer dans les os, les poumons, le foie et le cerveau, où il s'y accumule.

L'arsenic

On trouve de l'arsenic dans la partie superficielle de l'écorce terrestre à une concentration moyenne d'environ 2 mg/kg. Plusieurs régions de France détiennent une concentration importante d'arsenic dans le sous-sol : le Massif central, l'Auvergne, les Vosges et les Alpes. Il peut se retrouver dans l'atmosphère par le biais de phénomènes naturels, comme l'érosion des roches ou l'activité volcanique.

S'il est présent dans nos sols, il échoue aussi dans nos assiettes. On peut en trouver notamment dans les poissons, les mollusques, les crustacés, le riz... et dans l'eau. Depuis 2003, la concentration maximale admissible de l'arsenic dans les eaux destinées à la consommation humaine est de 10 µg/litre.

• Pourquoi l'éviter ?
L'arsenic et ses composés inorganiques peuvent provoquer de nombreux troubles, dont des lésions cutanées, des troubles digestifs, des troubles de la reproduction, et sont classés cancérigènes avérés pour l'homme (groupe 1) par le CIRC.

Le cadmium

S'il est présent naturellement dans l'environnement, à l'état de traces dans l'écorce terrestre, il peut être dispersé dans l'air, par des particules en provenance du sol, par les éruptions volcaniques et par la main de l'homme : automobiles, incinérations de batteries et accumulateurs, peintures, pigments, métallurgie du zinc et du plomb, combustions, fossiles, épandages d'engrais phosphatés et boues de stations d'épuration.

Dans notre alimentation, on en trouve essentiellement dans les fruits de mer, notamment les coquilles Saint-Jacques, les homards, les langoustes, les huîtres, lesquels filtrent l'eau de mer polluée. Il s'accumule aussi dans les viscères, intestins, foie et reins des poissons.

En 2006, l'OMS a défini une dose hebdomadaire tolérable provisoire (DHTP) de 7 µg/kg de poids corporel.

• Pourquoi l'éviter ?
Il est responsable de nombreux troubles et reconnu pour sa nephrotoxicité (toxique pour les reins). Le CIRC l'a classé cancérigène pour l'homme (groupe 1).

Le chrome

La présence de chrome dans l'environnement est essentiellement due à des émissions d'origine industrielle. On l'emploie comme catalyseur dans la synthèse de l'ammoniac, dans la fabrication d'aciers chromés, d'aciers inoxydables et d'alliages. Les sels de chrome VI sont utilisés dans les produits de conservation du bois et pour la tannerie (par exemple, les chaussures). Il se retrouve dans l'air, les sols, les milieux aquatiques et donc dans les aliments.

Comprendre

→ Nickel, le chrome ?

Il ne faut pas confondre le chrome trivalent (chrome III) et le chrome hexavalent (chrome VI) :

- Le chrome III est un « bon » chrome pour notre santé. Il est présent dans les haricots verts, la levure de bière, le foie de veau, les brocolis, les céréales. C'est un oligoélément essentiel à notre organisme, qui aide à la stabilisation du taux de sucre dans le sang.
- Seul le chrome VI est un « mauvais » chrome, car hautement toxique.

• Pourquoi l'éviter ?

Hautement toxique, le chrome VI peut s'accumuler dans le foie, les reins, la glande thyroïde et la moelle osseuse. Il entraîne des troubles respiratoires, des inflammations des muqueuses, des ulcères. C'est un cancérigène avéré.

Le cuivre

Naturellement présent dans l'environnement, le cuivre se propage dans l'air, l'eau et le sol par des phénomènes naturels. On l'utilise notamment beaucoup dans l'industrie électrique, l'agriculture, les textiles, la photographie. Il en résulte une augmentation du taux de cuivre dans l'environnement. On le retrouve de ce fait dans le foie des animaux, le chocolat, le thé et le café, mais également dans l'eau du robinet, par corrosion des tuyaux de cuivre.

• Pourquoi l'éviter ?

Le cuivre est un oligoélément nécessaire à notre santé… à condition de ne pas trop en ingérer. En surdose, le cuivre peut provoquer des irritations des muqueuses respiratoires et oculaires, des douleurs épigastriques, des céphalées, des nausées, des étourdissements, des vomissements, de la diarrhée, de la tachycardie, de l'insuffisance rénale…

Le mercure

Le mercure élémentaire gazeux est naturellement présent dans l'atmosphère. Il provient aussi des activités humaines, comme la production d'électricité, la chimie, les minéraux non métalliques et les matériaux de construction, la transformation d'énergie, le traitement des déchets, la métallurgie des métaux ferreux, l'agroalimentaire, le chauffage urbain...

Différentes espèces chimiques de mercure coexistent. C'est un polluant « global », que l'on retrouve au sein des écosystèmes terrestres et marins (végétation, sols, zones humides, neiges, océans...).

Dans les milieux aquatiques, le mercure élémentaire réagit pour former un composé organique toxique : le méthylmercure. Présent à de faibles concentrations dans l'eau ou les sédiments, il se concentre et s'accumule dans les tissus des organismes vivants tout au long de la chaîne alimentaire. C'est la « bioaccumulation » (voir p. 60).

• Pourquoi l'éviter ?
Le mercure est un neurotoxique et reprotoxique. L'OMS le considère comme l'un des produits chimiques extrêmement préoccupants pour la santé publique.

Le nickel

La croûte terrestre est composée de 0,8 à 0,9 % de nickel. Il provient essentiellement de l'érosion éolienne des sols (77 % des émissions naturelles), de la transformation de l'énergie (raffinage du pétrole et la production électrique), de l'industrie manufacturière (métallurgie, agroalimentaire, minéraux non métalliques, matériaux de construction) et de la chimie.

Nombre d'aliments contiennent naturellement de petites quantités de nickel mais le chocolat et les graisses (animales et végétales) en renferment beaucoup. Le taux de nickel est évidemment plus important dans les légumes et plantes ayant poussé sur des sols contaminés, car ils absorbent facilement ce métal.

• Pourquoi l'éviter ?
Le nickel peut atteindre notre système respiratoire et c'est un cancérigène avéré. Si vous y êtes sensible, limitez votre consommation de chocolat.

Le plomb

Le plomb existe naturellement dans la croûte terrestre et dans tous les compartiments de la biosphère. Il est essentiellement rejeté dans l'environnement par le secteur industriel (métallurgie, production de matériaux et utilisation de minéraux non métalliques). Il était présent dans certaines peintures jusqu'en 1948, année de son interdiction. Or, c'est un polluant organique persistant (voir p. 112), il continue donc à polluer nos intérieurs.

Malheureusement, on trouve aussi du plomb dans l'eau du robinet. Et pour cause : il a longtemps servi à fabriquer les canalisations d'eau de petit diamètre, jusque dans les années 1950, où l'on a arrêté de l'utiliser.

Le taux de plomb dans l'eau varie selon le temps de stagnation de l'eau dans lesdites canalisations et selon leur longueur ; il augmente si l'eau est acide ou faiblement minéralisée. De plus, la solubilité du plomb est deux fois plus importante à 25 °C qu'à 15 °C. Aussi, des phénomènes d'électrolyse peuvent augmenter le taux de plomb. Cela peut être le cas, par exemple, lors de la mise à la terre de canalisations d'eau potable ou lors de la juxtaposition de matériaux différents (comme le plomb et le cuivre, entre autres).

Depuis décembre 2013, la teneur en plomb dans l'eau destinée à la consommation humaine (EDCH) ne doit pas dépasser les 10 µg/l[1].

- **Pourquoi l'éviter ?**

Le plomb est neurotoxique (responsable de saturnisme, de troubles du comportement cérébral, de perturbations psychologiques et de difficultés d'apprentissage scolaire chez les enfants) et suspecté d'être cancérigène. Ne buvez pas d'eau chaude du robinet.

Le vanadium

Allié à d'autres métaux, le vanadium fait partie de la composition de divers minerais, comme le charbon, et du pétrole. Les activités humaines, comme la métallurgie, la pétrochimie ou l'industrie nucléaire, produisent des déchets ou des produits riches en vanadium (bitumes, asphaltes, goudrons, suies, cendres des centrales thermiques). De même l'industrie chimique, électrique et électronique.

1. Directive 98/83/CE du 3 novembre 1998, transposée dans le code de la Santé publique.

Il s'éparpille dans les sols, l'air, l'eau, contaminant ainsi les aliments comme les fruits de mer, les champignons, les épinards, le riz, le foie, le sarrasin, les graines de soja, l'huile d'olive, l'huile de tournesol, les pommes de terre et les œufs.

• Pourquoi l'éviter ?
Le vanadium peut provoquer une irritation des poumons, de la gorge, des yeux et des cavités nasales, des troubles digestifs et neurologiques. Les aliments bio sont à privilégier, car les contrôles, même dans les terres, sont drastiques.

Le manganèse

Le manganèse est un métal gris argenté détenant des propriétés similaires à celles du fer. Il entre dans la composition de nombreux alliages pour ses propriétés particulières, comme son magnétisme et sa résistance. Si le manganèse est naturellement présent dans l'air, les sols et les eaux, sans porter préjudice à notre santé, malheureusement les rejets importants de manganèse (surtout par les installations industrielles de traitement des métaux) polluent l'environnement.

Le manganèse s'accumule dans certains organismes, notamment celui des crustacés, ou dans certaines cultures de céréales. Dans l'organisme humain, il pénètre soit par inhalation, soit par ingestion (eau ou aliments), soit par contact cutané. Variez vos sources d'approvisionnement en eau et en nourriture.

• Pourquoi l'éviter ?
L'absorption de manganèse à dose élevée peut avoir des effets néfastes sur la santé : hallucinations, troubles du comportement, maux de tête, pneumonie, tremblements, problèmes d'équilibre et même impuissance[1] ! L'OMS recommande la valeur maximale de 0,15 $\mu l/m^3$ d'air en moyenne annuelle.

1. Y. Suzuki, « Environmental contamination by manganese », *Japanese Journal of Industrial Health*, 1970, vol. 44, n° 12, p. 529-533 ; R. Lauwerys *et al.*, « Fertility of males workers exposed to mercury vapor or to manganese dust: a questionnaire study ». *American Journal of Industrial Medicine*, 1985, vol. 7, n° 2, p. 171-176.

Métaux lourds : alléger la note

L'alimentation reste la source prédominante d'exposition aux métaux lourds, surtout pour le trio toxique mercure-plomb-cadmium.

Pour l'Anses, varier son alimentation semble être la meilleure des préventions : c'est le moyen d'éviter que certains aliments ne soient davantage consommés que d'autres et les seuils de tolérance largement dépassés. Elle précise entre autres que le pain industriel contient du cadmium, du plomb et des mycotoxines, les pâtes industrielles de l'aluminium, le café du cuivre et de l'arsenic, le lait du plomb et de l'arsenic inorganique…

[En savoir plus]

→ Valeurs limites de toxicité des aliments

L'Efsa[1] a remis des avis sur la toxicité des différents métaux lourds et l'exposition de la population européenne à ces métaux. Sur la base de ces avis, des teneurs maximales dans les denrées alimentaires à ne pas dépasser ont été fixées au niveau européen[2].

N'AVALONS PAS N'IMPORTE QUOI !

Des métaux lourds… dans le vin !

D'après une étude anglaise[3], la plupart des vins vendus dans le monde contiendraient des doses excessives de métaux lourds. Les chercheurs ont procédé à l'analyse de crus de seize pays :

– seuls les vins argentins, brésiliens et italiens ont des concentrations en métaux lourds très faibles ;

– les crus français sont mal classés, suivis de l'Autriche, de l'Espagne, de l'Allemagne et du Portugal ;

– enfin les vins hongrois et slovaques détiennent les taux les plus élevés (ceux de manganèse, de cuivre et de vanadium étant les plus inquiétants).

[Ce qu'il faut retenir]

→ Sur les métaux lourds

– Les métaux lourds se retrouvent majoritairement dans notre alimentation, notamment le trio toxique mercure-plomb-cadmium.

– Afin de ne pas trop accumuler l'un ou l'autre métal dans votre corps, l'astuce est de varier votre alimentation.

1. Efsa : Autorité européenne de sécurité des aliments.
2. Règlement (CE) n° 1881/2006 du 19 décembre 2006.
3. D. P. Naugton et A. Petróczi, « Heavy metal ions in wines: meta-analysis of target hazard quotients reveal health risks », *Chemistry Central Journal*, octobre 2008, vol. 2, p. 22.

Les retardateurs de flamme bromés

« La vie d'un vieillard ressemble à la flamme d'une bougie dans un courant d'air. » Proverbe chinois

Les retardateurs de flamme bromés (RFB) sont des mélanges synthétiques de substances chimiques qui, quand ils entrent dans la composition d'un produit, le rendent moins inflammable. Ils entrent dans l'élaboration d'une multitude de produits industriels : plastiques, textiles, équipements électriques et électroniques, mousses et matériaux de capitonnage, intérieurs de voiture et d'avions...

Les RFB ne sont assujettis à aucune réglementation pour les denrées alimentaires, qu'ils ne concernent pas. Or il faut savoir que les RFB sont des polluants organiques très persistants (POP, voir p. 112) dans l'environnement. Ils contaminent l'air, le sol et l'eau, et parviennent donc dans la chaîne alimentaire, surtout dans les aliments d'origine animale, comme le poisson, la viande, le lait et ses produits dérivés.

Heureusement, l'Union européenne a fini par adopter une législation visant à réduire ou arrêter la vente et l'utilisation de certains RFB, afin de protéger la santé et l'environnement[1]. Plus récemment, l'Efsa a précisé, dans un communiqué du 11 mars 2014, que la Commission européenne demande une surveillance au niveau national concernant les RFB.

Petit à petit, des efforts sont faits pour que l'environnement devienne plus sain et notre alimentation plus sûre. Nous ne pouvons que nous en réjouir.

1. La directive 2003/11/CE du 6 février 2003 interdisait déjà la vente de deux mélanges commerciaux de PBDE (pentaBDE et octaBDE) à des concentrations supérieures à 0,1 % en masse. Depuis juillet 2006, tous les nouveaux équipements électriques et électroniques ne peuvent plus contenir de PBB et de PBDE, quelle que soit leur concentration. En juillet 2008, un troisième mélange de PBDE (décaBDE) a également été interdit par la Cour de justice européenne...

Les mycotoxines

« Cette odeur de moisissure et d'eau morte, qui sort ici des murs mêmes, empoisonne jusqu'à l'air du jardin. »

Georges Bernanos, *Monsieur Ouine*, 1943

Qu'est-ce que les mycotoxines ?

Les mycotoxines, encore appelées « toxines de moisissures », sont des composés toxiques produits par divers types de champignons appartenant aux espèces *Aspergillus*, *Penicillium* et *Fusarium*. Ces champignons peuvent les produire dans des milieux et à des niveaux de chaleur et d'humidité favorables à leur développement. Elles peuvent ensuite s'infiltrer dans la chaîne alimentaire après contamination de cultures destinées à l'alimentation humaine et animale, principalement des céréales, ou envahir nos habitations.

Les moisissures ne se développent que dans certaines conditions de température et d'hygrométrie. Il leur faut aussi une source d'alimentation suffisante. La majorité des moisissures passent inaperçues et certaines sont même bénéfiques pour l'homme (comme celles qui se développent dans les fromages tels le roquefort ou le bleu, les antibiotiques…). Elles deviennent dangereuses dès lors qu'elles libèrent des métabolites toxiques, dénommées « mycotoxines ». Leur toxicité est variable.

Les risques pour la santé

Les toxines de moisissures peuvent être très nocives pour la santé. La pathologie la plus anciennement connue est l'ergotisme, intoxication également appelée « feu de saint Antoine », « feu sacré » (d'où l'expression) ou « mal des ardents ». Elle est provoquée par les toxines de *Claviceps* pouvant être présentes dans l'ergot de seigle. Elle est caractérisée par des délires, des prostrations, des douleurs violentes, des gangrènes des extrémités pouvant aboutir à des infirmités graves et incurables. Des épidémies ont existé du VIIIe au XVIe siècle, en particulier par le biais de farines contaminées. En France, la dernière a eu lieu en 1951 à Pont-Saint-Esprit, dans le Gard.

Actuellement, les risques les plus avérés viennent d'une exposition chronique à de faibles doses.

Une contamination de l'air que nous inhalons peut provoquer des maladies des voies respiratoires, telles que les sinusites, l'asthme ou les bronchiolites.

Dans l'alimentation, les mycotoxines sont une cause fréquente d'empoisonnement. On peut même en retrouver dans la viande et les laitages d'un animal qui aurait consommé des aliments contaminés, par exemple des céréales ou du tourteau (résidus solides obtenus après extraction de l'huile des graines ou des fruits de plantes oléagineuses, principal produit utilisé dans l'alimentation animale). Leur présence dans l'alimentation peut engendrer des effets cancérigènes et mutagènes (qui modifient notre ADN), causer des troubles œstrogéniques (hormonaux), gastro-intestinaux, néphrétiques (liés aux reins), hépatotoxiques (liés au foie) et neurotoxiques. Certaines mycotoxines ont également des effets immunosuppresseurs – qui diminuent la résistance aux maladies infectieuses. D'autres peuvent cumuler plusieurs risques à la fois.

La législation de l'Union européenne établit les taux maximaux acceptables dans les denrées alimentaires afin que les mycotoxines ne nuisent pas à la santé humaine ou animale. La DGCCRF met des moyens en œuvre pour y parvenir en faisant observer de bonnes pratiques en matière d'agriculture, de stockage et de traitement[1].

[Ce qu'il faut retenir]

→ Lutter contre les moisissures et leurs toxines

- Dans le réfrigérateur, couvrez toujours les aliments ou mettez-les dans un contenant en verre avec couvercle.
- Ne stockez pas trop longtemps les déchets organiques (épluchures…) dans la cuisine, car ils favorisent la prolifération de moisissures.
- Si un aliment comme une confiture, un fruit, du pain, un laitage, laisse apparaître des traces de moisissures, ne le consommez-pas et jetez-le.

1. Règlement (CE) n° 1881/2006 ; règlement (CE) n° 401/2006 ; directive 2002/32/CE.

Les nanoparticules : petit ingrédient mais grand danger

Qu'est-ce que les nanoparticules ?

Un proverbe français dit qu'« il n'y a pas de petit ennemi ». Pourtant si, il y en a un, et il est vraiment tout petit petit…

Qui aurait cru qu'un jour une simple confiserie, un petit café soluble, une soupe instantanée ou, mieux, une merveilleuse et douce crème glacée nous cacheraient de minuscules particules invisibles extrêmement dangereuses pour notre santé ? Les nanoparticules sont là, bien cachées, et malheureusement déjà trop présentes dans notre air et nos assiettes ! L'industrie agroalimentaire a bien compris leur intérêt et les infiltrent partout, dans le but, une fois de plus, de nous donner envie de consommer davantage, en inventant des textures toujours plus appétissantes et plus surprenantes pour nos cinq sens…

Qu'elle soit inerte ou vivante, on sait aujourd'hui rendre la matière minuscule en modifiant les atomes et les molécules grâce aux nanotechnologies. Ce sont des applications de connaissances scientifiques dont le but est de contrôler et d'utiliser la matière à l'échelle du nanomètre, c'est-à-dire du millionième de millimètre. Ces applications peuvent toucher tous les domaines de la vie quotidienne (secteur automobile, vêtements, pansements, matériaux se voulant plus résistants…) et bien sûr notre alimentation. Tous les produits alimentaires peuvent se voir dotés de nanoparticules, sous forme notamment de gel ou de poudre : jus de fruit « fortifiés », yaourts plus blancs, laits en poudre « qui ne collent pas », chocolat chaud plus onctueux, et bien d'autres encore ! Il existe de plus en plus de « nano-aliments », traités avec des « nano-pesticides » et contenus dans des « nano-emballages ».

Quel est leur intérêt ?

La taille « nano » des particules d'un matériau lui confère de nouvelles propriétés physico-chimiques. Les additifs vendus sous forme de nanoparticules peuvent avoir, en raison de leur très petite taille, des propriétés de toxicité potentielle très différentes.

L'utilisation des nanotechnologies peut viser à obtenir, par exemple, une dispersion dans l'eau de substances insolubles de manière à protéger certaines molécules sensibles dans les procédés de transformation, ou à libérer des composés jouant un rôle dans la saveur ou la formation de couleurs. Vouloir des aliments « intelligents », s'adaptant au goût du consommateur, n'est pas en soi condamnable, mais le danger vient du fait qu'on ne maîtrise pas les tenants et les aboutissants, ni les effets néfastes à long terme, de ce type de nourriture « atomiquement modifiée ».

Aucun produit de la chaîne alimentaire n'est épargné

On utilise les nanoparticules depuis les années 1990. D'après l'ONG Les Amis de la Terre, « c'est toute la chaîne alimentaire qui est aujourd'hui contaminée. » Déjà, dans un rapport de 2008[1], elle dressait la liste de 106 produits alimentaires concernés, du « nano-thé » aux compléments alimentaires. Sans compter l'alimentation animale et certains produits vétérinaires.

En 2014, l'ONG a traduit un nouveau rapport publié aux États-Unis, intitulé « Nanotechnologies : petits ingrédients mais gros risques ». Ce document cite de nombreux produits alimentaires consommés au quotidien contenant des nanomatériaux : fromages fondus ou à la crème, cookies, beignets, crèmes à café, sirops, flans, mayonnaise, purée, lait, soja, boissons à base d'amande ou de riz, yaourts, céréales (celles qu'on avale au petit déjeuner pour certaines !), bonbons, crackers, pâtes et boissons énergisantes. Et tous ces produits sont vendus par de très grandes marques industrielles qui ont pignon sur rue, lesquelles ont investi des milliards de dollars dans les nano-ingrédients alimentaires et les nanoparticules entrant dans la composition des emballages, une industrie qui ne cesse de croître.

N'AVALONS PAS N'IMPORTE QUOI !

Les nanos, déjà dans nos assiettes

Certains additifs sont utilisés à l'échelle nanométrique depuis de nombreuses années en France et en Europe dans les aliments courants :

– **La silice sous ses formes nanométriques**, appelée « nanosilice » (E 550 et E 551), ou oxyde de silice, est un additif autorisé depuis des années au

1. Les Amis de la Terre, « Du labo, dans nos assiettes : les nanotechnologies dans l'alimentation et l'agriculture », mars 2008.

niveau européen. Elle est fabriquée pour ses propriétés d'antiagglomérant. Elle fluidifie certaines soupes, mayonnaises, ketchup et autres sauces, yaourts, et entre dans la fabrication de produits en poudre comme le lait, le cacao, le café lyophilisé, les fonds de sauce, etc.
– **Le nano-argent** (E 174) est produit à grande échelle car il a la propriété d'accentuer la fraîcheur apparente des aliments. Les industriels en glissent dans les plats préparés, dans des boissons alcoolisées, des sodas, des charcuteries, des pâtisseries industrielles et, d'une manière générale, dans des aliments stockés dans la durée et/ou transportés sur de longues distances. Il n'est pas rare que l'on trempe même des salades, des fruits et des légumes dans des solutions au nano-argent pour qu'ils restent beaux et attrayants plus longtemps !
– **Les nanoparticules de dioxyde de titane** (E 171), quant à elles, accentuent les couleurs (elles sont le chouchou des fabricants de bonbons !). Elles servent aussi d'agent blanchissant, non pas dans la lessive mais dans… les yaourts, ou d'exhausteur de goût dans des barres chocolatées, des biscuits, des céréales.

Même les emballages…

On les trouve également dans la plupart des matériaux en contact avec des aliments, tels que les emballages, les surfaces de découpe, les parois des réfrigérateurs, certaines machines à cafés, les sacs et les flacons en plastique, le papier d'aluminium, etc. On en trouve par exemple dans certaines bouteilles de boissons gazeuses, pour réduire la fuite de dioxyde de carbone de la bouteille.

… et les pesticides

Une autre origine possible de contamination alimentaire est la présence de nanoparticules dans les pesticides. Or, on sait que ces derniers peuvent migrer dans la peau des fruits, les feuilles des légumes, les tubercules… On en trouve également dans les produits cosmétiques comme les crèmes solaires : ils participent alors directement à la pollution des milieux naturels par les eaux usées (bain, douche) ou par les bains de mer.

Vers un nouveau scandale sanitaire ?

Mais qu'en est-il des risques sur la santé des ouvriers qui les fabriquent, sur nous, consommateurs, et sur l'environnement ? Nous n'en savons rien ! Nous vivons l'ère dans du test, de la découverte, dans les années où l'on fait des essais d'alimentation de plus en plus artificielle... Comme souvent, les industriels cherchent le résultat immédiat sans penser à... demain. Doit-on attendre une centaine d'années et une multitude de décès, comme pour le scandale de l'amiante, pour voir se dessiner de vraies mesures sécuritaires pour ces nouveaux matériaux imposés par les industriels sans aucune autorisation ?

Les nanos franchissent toutes les barrières

Le premier danger mis en exergue par la communauté scientifique internationale est celui de l'infiltration des nanoparticules dans tous les recoins de notre organisme. Différentes études démontrent qu'elles sont vicieuses et peuvent franchir les barrières de protection physique, pénétrer dans les vaisseaux sanguins et dans d'autres organes encore, interférer sur le système immunitaire, le système lymphatique... D'après l'Anses, « le foie et la rate seraient des organes cibles, mais certaines nanoparticules sont retrouvées dans les reins, les poumons, la moelle osseuse et le cerveau[1] ».

Une toxicité particulière

Le second danger est celui des effets toxiques potentiels des nanoparticules sur notre santé selon leur taille, leur morphologie, leur composition chimique. Elles sont difficiles à évaluer, du fait des différentes particularités et paramètres à prendre en compte.

À titre d'exemples, l'Afsset cite des études prouvant l'effet des nanoparticules de silice sur nos cellules, menant à un dysfonctionnement de la division cellulaire et perturbant le trafic cellulaire. Une autre étude publiée, dans *Toxicological Sciences* en 2012[2], a testé l'effet, *in vitro* et *in vivo*, du nano-argent injecté dans le sang de rats. Les nanoparticules ont été retrouvées jusque dans le noyau des hépatocytes et des cellules du foie. Elles sont hautement cytotoxiques (altérant des cellules) dans cet organe vital.

Par ailleurs, en 2007, la représentante de l'Afssaps annonçait déjà sa crainte de la recrudescence de maladies auto-immunes inhérentes à l'absorption de nanoparticules.

1. M. Carrière et M.-L. Jugan, « Nano particules produites intentionnellement : dangers et risques sanitaires », *Bulletin de veille scientifique*, novembre 2010.
2. Birgit K. Gaiser *et al.*, « Effects of silver nanoparticles on the liver and hepatocytes in vitro », *Toxicological Sciences*, octobre 2012, vol. 131, n° 2, p. 537-547.

Quelle protection pour le consommateur ?

Les nanoparticules entraînent des modifications importantes dans la structure des aliments. Les denrées alimentaires nanoparticulaires (y compris les additifs) entrent de ce fait dans le champ de la règlementation européenne relative aux nouveaux aliments et aux nouveaux ingrédients alimentaires[1]. Leur mise sur le marché est soumise à une autorisation donnée à la suite d'une évaluation et leur étiquetage systématique est obligatoire dans toute l'Europe, depuis décembre 2014[2].

S'agissant des matériaux au contact des denrées alimentaires (emballages, etc.), la réglementation[3] précise que tous les matériaux utilisés (notamment les plastiques[4]) doivent être suffisamment inertes pour ne pas transférer aux denrées des constituants en quantité susceptible de :
- présenter un danger pour la santé humaine ;
- entraîner une modification inacceptable de la composition des denrées ;
- engendrer une altération de leurs qualités organoleptiques (saveur, texture, apparence...).

Depuis le 1er janvier 2013, à la suite des engagements du Grenelle de l'environnement, tous les opérateurs, fabricants, importateurs ou distributeurs d'une substance à l'état nanoparticulaire ont l'obligation de se déclarer chaque année auprès de l'Anses, quelle que soit la destination de cette substance[5].

Qu'en est-il de l'étiquetage ?

Concernant la règlementation européenne, nous sommes pour l'heure dans le flou artistique...

Une commission spéciale du Parlement européen avait proposé un moratoire[6] sur les nanomatériaux en novembre 2014, afin d'interdire l'utilisation d'ingrédients et d'additifs contenant des nanomatériaux manufacturés tant que leurs risques n'étaient pas évalués. Elle a

1. Règlement (CE) n° 258/97.
2. Règlement (UE) n° 1669/2011 relatif à l'information des consommateurs sur les denrées alimentaires.
3. Règlement (CE) n° 1935/2004.
4. Règlement (UE) n° 10 /20111.
5. www.r-nano.fr
6. Dispositif légal qui met en suspens une action, dans l'intérêt public.

demandé également un seuil de 10 % de nanoparticules dans tout ingrédient. Les négociations sont toujours en cours et, pendant ce temps, les nanos affluent encore dans nos plats...

Pour couronner le tout, nous aurions dû, depuis décembre 2014, voir figurer la mention « nano » sur la liste des ingrédients des denrées alimentaires qui en contiennent[1], mais cette obligation a été remise en cause par la commission. En attendant, arrêtons de manger aveuglément et soyons vigilants.

[Ce qu'il faut retenir]

→ Sur les nanoparticules

- Les nanoparticules se trouvent dans de nombreux produits de la chaîne alimentaire, du chocolat à la mayonnaise, en passant par la purée et bien d'autres denrées, ainsi que dans certains emballages.
- Des études ont démontré leur toxicité sur le foie, le cerveau, provoquant ainsi des cancers ou des maladies telles qu'Alzheimer, Parkinson...
- On retrouve des nanos, entre autres, sous les codes E 550, E 551, E 174 et E 171. Laissez en rayon tout produit qui en contiendrait.

Réagissons en consommant le moins possible de produits transformés issus de l'agro-industrie, en privilégiant un maximum les produits frais et les moins emballés possible, surtout dans du plastique !

1. Règlement (CE) n° 1169/2011 dit « règlement Inco ».

Les microbes alimentaires : le mal invisible

« Ce qui est naturel, c'est le microbe. Le reste, la santé, l'intégrité, la pureté, si vous voulez, c'est un effet de la volonté et d'une volonté qui ne doit jamais s'arrêter. » Albert Camus, *La Peste*

Il existe de gentils microbes, indispensables même à notre bonne santé, comme ceux recouvrant notre peau, nos muqueuses, etc. Et puis il y a les vilains, qui provoquent des infections plus ou moins graves.

Les agents infectieux se multiplient dans notre monde, et donc dans notre alimentation, en raison de facteurs très divers : mondialisation des approvisionnements, modification des modes de vie (par exemple, l'apparition de la restauration rapide), manque d'hygiène dans la manipulation des produits, intensification de l'agriculture, destruction et fragmentation des milieux à haute naturalité, alimentation des ruminants souvent inadaptée, circulation des denrées de plus en plus rapides, parasites importés de voyages, développement de la résistance des microbes aux antibiotiques (effet pervers d'une utilisation excessive et massive), etc. Nous voyons se développer des germes tenaces et agressifs, ce qui n'est pas sans conséquences : hautement pathogènes, des micro-organismes comme les salmonelles, le staphylocoque doré, le *Campylobacter jejuni*, l'*Escherichia coli* ou la listeria monocytogène font parfois la une des médias dans des scandales sanitaires.

Le phénomène de l'industrialisation de l'alimentation avait certes marqué un progrès en ce qui concerne l'hygiène et le contrôle des risques infectieux, mais la volonté grandissante de produire toujours davantage a provoqué un violent retour de bâton, une véritable claque pour notre santé. L'OMS qualifie ces proliférations microbiennes de « maladies émergentes avec un risque sanitaire de premier ordre ». Des microbes au départ anodins sont devenus désormais des tueurs en série !

Il est donc nécessaire de redoubler de vigilance afin de minimiser les risques de contamination à l'homme via l'alimentation. Par exemple, intensifier certaines mesures de sécurité en ce qui concerne la cuisson, la manipulation et la conservation des aliments.

Les salmonelles

Les salmonelles (*Salmonella*) sont des parasites intestinaux des animaux vertébrés et des oiseaux, transmis à l'homme par le biais d'aliments contaminés, principalement la viande, les volailles et les produits carnés, les œufs et les produits laitiers. Ces bactéries sont très dangereuses et provoquent des toxi-infections alimentaires (les salmonelloses) caractérisées par de la fièvre, des diarrhées, des vomissements, des douleurs abdominales. Elles peuvent provoquer des infections rénales ou ostéoarticulaires, des septicémies, voire entraîner la mort.

La meilleure protection est que les aliments soient cuits à 65 °C minimum pendant au moins cinq à six minutes.

Le staphylocoque doré

Le staphylocoque doré (*Staphylococcus aureus*) agit par l'intermédiaire d'une toxine qui provoque des vomissements violents et répétés, souvent accompagnés de diarrhées, durant un à deux jours, ne laissant pas de séquelles.

Il est recommandé de respecter la chaîne du froid depuis la préparation jusqu'à la consommation de l'aliment, et d'éviter de laisser les denrées les plus périssables – tels les poissons, les laitages, les viandes, les coquillages, etc. – à température ambiante, car les bactéries s'y développent plus facilement.

Le *Campylobacter jejuni*

Cette bactérie vit dans le tube digestif des oiseaux. L'intoxication alimentaire au *Campylobacter jejuni* est le plus souvent due à la consommation de viande (et notamment de volaille) peu cuite. Elle provoque des diarrhées aigües avec fièvre, des vomissements et des douleurs abdominales.

Il suffit d'une une simple cuisson à 74 °C pendant une minute au moins pour que la bactérie soit éradiquée.

L'*Escherichia coli*

C'est une bactérie commune du tube digestif, très fréquente chez l'homme et les animaux à sang chaud. La plupart des souches d'*Escherichia coli* (couramment appelée *E. coli*) sont inoffensives mais certaines sont dangereuses car à l'origine de toxi-infections alimentaires graves : c'est le cas des souches entérohémorragiques (ECEH).

Les symptômes en sont des crampes abdominales et des diarrhées pouvant évoluer vers des diarrhées sanglantes (colite hémorragique). L'homme peut contracter cette bactérie en consommant des aliments contaminés, généralement de la viande hachée crue ou mal cuite ou encore du lait cru.

La bactérie est éradiquée après une cuisson à cœur à une température de 70 °C minimum pendant une minute au moins.

La listeria monocytogène

Cette bactérie est à l'origine de la listériose, maladie très grave pouvant entraîner des méningites, des septicémies, des avortements spontanés.

Cette bactérie résiste au froid mais pas à la chaleur. C'est pourquoi les aliments à risques sont soit des aliments sans cuisson – comme le fromage au lait cru, le poisson fumé, les coquillages crus –, soit des denrées pouvant être contaminées au moment de leur préparation, comme la charcuterie.

MIEUX CONSOMMER, MIEUX MANGER

Quelques recommandations pour diminuer les risques de contamination

- Cuisez bien les aliments crus d'origine animale.
- Lavez bien les légumes crus.
- Lavez-vous les mains après avoir manipulé des aliments crus d'origine animale.
- Nettoyez régulièrement votre réfrigérateur avec du vinaigre d'alcool blanc dilué avec de l'eau.
- N'entreposez pas de plats à température ambiante.

[Ce qu'il faut retenir]

→ Les règles pour un frigo sain

- Retirez les cartons qui emballent les pots de yaourt, desserts lactés ou compotes…
- Isolez les aliments humides les uns des autres en les conservant dans des bocaux en verre ou dans un torchon.
- N'ouvrez pas trop longtemps la porte de votre réfrigérateur.
- Ne surchargez pas votre réfrigérateur afin d'en optimiser le fonctionnement.
- Placez à portée de vue les aliments les plus périssables.
- Nettoyez régulièrement l'intérieur avec une éponge imbibée de vinaigre blanc, un excellent désinfectant, dont aucune substance toxique n'émane (valable pour toute la maison), ou de… jus de citron.

3

CUISSONS, EMBALLAGES ET USTENSILES

Cuisson trop poussée : attention, danger !

« Il ne faut pas beaucoup de réflexions pour cuire un poulet, et cependant nous voyons des hommes qui sont toute leur vie mauvais rôtisseurs. » Vauvenargues, *Réflexions et maximes*

On est cuits !

Toute cuisson prolongée ou à haute température permet de développer des saveurs de « grillé », de « fumé » ou encore de « caramélisé » très appréciées (voire prisées) des gourmets en général. Malheureusement, ces cuissons peuvent nuire à notre santé, notamment en raison de leur potentiel cancérigène, comme le démontrent de nombreuses études récentes encore trop méconnues… De ces cuissons émanent des principales substances toxiques qui se forment par une cascade de réactions chimiques dénommées « réactions de Maillard » :
- hydrocarbures aromatiques polycycliques ;
- amines hétérocycliques ;
- carboxyméthyllysine ;
- acrylamide.

Zoom sur ces quatre composés toxiques qui ne devraient plus figurer dans nos assiettes.

Les hydrocarbures aromatiques polycycliques (HAP)

Les HAP sont des constituants naturels du charbon et du pétrole, ou sont issus de la combustion incomplète de matières organiques, comme les carburants, le bois, ou encore le tabac. On peut les trouver dans l'air, l'eau ou l'alimentation. En effet, les aliments peuvent être contaminés soit par dépôt atmosphérique (végétaux), soit par bioaccumulation dans la chaîne alimentaire (viandes et poissons), soit par une transformation industrielle, soit par certains modes de cuisson, comme la cuisson au charbon de bois.

N'AVALONS PAS N'IMPORTE QUOI !

Le barbecue : sympathique mais toxique

La cuisson au barbecue est des plus conviviales. Pourtant, c'est une source conséquente de contamination : le contact des aliments avec les flammes donne lieu à la décomposition de la matière organique et à la formation d'HAP. Avec du bois ou du charbon de bois, ce taux est décuplé car la fumée de la combustion contient aussi des HAP.
Le plus connu des HAP est le benzopyrène, un cancérigène avéré (groupe 1 du CIRC[1]). Trois HAP sont classés cancérigènes probables (groupe 2A du CIRC) et 11 autres sont classés cancérigènes possibles (groupe 2B).

Les amines hétérocycliques

Ces substances toxiques apparaissent lors de la cuisson à haute température (au-delà de 120 °C) de viandes et poissons (gril, friture, barbecue), essentiellement lors de cuissons longues. Elles sont très toxiques et suspectées de jouer un rôle dans la genèse des cancers colorectaux, du pancréas, de l'estomac et du sein.

La carboxyméthyllysine (CML)

Elle est produite naturellement par notre organisme mais la consommation de certains aliments en augmente le taux à l'excès. C'est une glycotoxine qui peut apparaître au cours de la cuisson excessive, à haute température, d'aliments riches en protéines.

Cette substance pro-oxydante est responsable de la création de radicaux libres et de micro-inflammations. Elle est impliquée dans le processus dégénératif de nombreuses maladies.

N'AVALONS PAS D'IMPORTE QUOI !

De la CML dans les laits infantiles ?

Il faut savoir que les laits infantiles sont riches en lysine, fer et vitamine C, des composés qui interagissent et donnent lieu à la formation de CML. De par leur processus de fabrication, ce sont les laits hydrolysés qui en contiennent le plus, puis les laits liquides et enfin les laits en poudre.

1. CIRC : Centre international de recherche sur le cancer.

L'acrylamide

L'acrylamide a été découverte assez récemment, en 2002, par des chercheurs de la Swedish National Food Administration (SNFA). C'est une substance qui se forme au moment de la cuisson à haute température (à plus de 120 °C) de certains aliments riches en asparagine (un acide aminé) et en amidon (par exemple, beignets de pomme de terre, frites, chips, biscuits, biscottes...). C'est la fameuse réaction de Maillard, à l'origine du brunissement des aliments, du croustillant et du goût des aliments cuits dans l'huile.

Cette molécule est reconnue comme étant un cancérigène notoire pour l'animal et possible pour l'homme par le Centre international de recherche sur le cancer (CIRC). Elle pourrait occasionner des lésions du système nerveux chez l'homme et favoriserait le développement du cancer du sein. Les chercheurs admettent que même de faibles expositions, pour peu qu'elles soient répétées et fréquentes, sont tout aussi nuisibles.

Depuis 2002, l'Anses a évalué les risques inhérents à cette molécule et informe les consommateurs de son rôle dans l'apparition de certaines maladies. Elle a également saisi l'Efsa afin d'établir clairement la toxicité de l'acrylamide et les moyens de diminuer sa consommation.

N'AVALONS PAS N'IMPORTE QUOI !

Aliment riche en amidon : ami bidon !

Plus le taux d'amidon est élevé, plus il y a d'acrylamide. Les aliments qui en contiennent le plus sont les pommes de terre sous forme de frites ou sautées, le pain, le pain grillé, les amandes grillées, les biscottes, le café torréfié et les biscuits sucrés.

Lorsque vous consommez des frites, évitez les pommes de terre germées, verdâtres, et ne les conservez pas au réfrigérateur car elles sont plus riches en asparagine. Limitez les frites industrielles qui privilégient les espèces de pommes de terre plus riches en amidon.

Variez votre alimentation et vos boissons.

[Ce qu'il faut retenir]

→ Pour des cuissons non toxiques

Les substances néfastes issues des réactions de Maillard apparaissent au-dessus de 120 °C : privilégiez les cuissons douces, en milieu humide. La cuisson à basse température (110 °C) à l'étouffée ne produit pas d'amines hétérocycliques.

– À la vapeur douce : cuit-vapeur, couscoussier, panier vapeur en Pyrex sur un plat en Pyrex.
– À l'étouffée : dans une cocotte à fond épais, en fonte (non revêtue) de préférence, cuisez à basse température et à couvert les aliments riches en eau (ou ajoutez de l'eau).
– À l'eau : pour la cuisson des légumes, il est recommandé de consommer l'eau de cuisson car les vitamines hydrosolubles et les minéraux s'y sont dissous.

Ce qu'il ne faut pas faire ou limiter :

– Les cuissons à haute température, sautés, friture, cuisson au four à chaleur sèche.
– Les barbecues (qui génèrent des amines hétérocycliques et des hydrocarbures aromatiques polycycliques cancérigènes).
– Consommer les parties roussies ou grillées, voire noircies des aliments. Le brunissement des aliments génère des saveurs caramélisées ou fumées, mais fait flamber la réaction de Maillard !
– Consommer en grandes quantités des aliments industriels, car ils ont subi de nombreux traitements thermiques, ou abuser des produits torréfiés (café, chocolat), car ils contiennent de l'acrylamide.

Nuisibles ustensiles

Pour cuisiner sainement, le choix des matériaux est important. Qu'il s'agisse de la cuisson des aliments ou de leur conservation, il est préférable de choisir des ustensiles d'une totale innocuité. En effet, nombre de matériaux, quoique largement répandus, sont loin d'être inoffensifs ! Certains de leurs composants chimiques peuvent migrer dans les aliments et être une source supplémentaire de pollutions. Nous allons voir qu'il convient de privilégier certaines matières (dites inertes), et de limiter, voire de proscrire, l'usage de certaines autres.

« Nous pourrions bien nous apercevoir un jour que les aliments en conserves sont des armes bien plus meurtrières que les mitrailleuses. » George Orwell

Les matériaux à éviter

L'aluminium

Si l'aluminium est un matériau reconnu pour sa légèreté, son utilisation peut être lourde de conséquences.

Les ustensiles de cuisson à base d'aluminium sont appréciés pour leur grande capacité à diffuser la chaleur. Mais attention, l'acidité de certains aliments (tomate, citron, viandes en sauce…) facilite la libération de l'aluminium : il devient soluble à leur contact et, dès lors, peut migrer vers les préparations, les contaminer et donc pénétrer dans l'organisme.

Autre atout de l'aluminium : il supporte différentes températures. On le trouve donc dans les emballages d'aliments surgelés, grillés, cuits, conservés au frais. Il est également présent dans les boîtes de conserve, les canettes de soda et bien sûr sous la forme du fameux papier d'aluminium, qui peut tout emballer… ou presque. Là encore, il peut migrer vers les aliments, surtout s'ils sont acides, *a fortiori* si les emballages sont chauffés (barquettes, papillotes…).

De nombreuses études[1] ont montré que l'aluminium peut être toxique

1. J. M. Candy *et al.*, « New observations on the nature of senile plaques cores », in E. S. Vizi *et al.*, *Regulation of transmitter function*, Budapest, Akademiai Kiado, 1984, p. 301-304 ; E. K. Perry et R. H. Perry, « New insights into the nature of senile (Alzheimertype) plaques », *Trend Neurosciences*, janvier 1985, vol. 8, n° 7, p. 301-303.

pour les plantes, les animaux et l'homme. À haute dose, il favorise la destruction de la vitamine C et il est accusé de jouer un rôle dans l'apparition de maladies dégénératives comme la maladie d'Alzheimer, maladie irréversible attaquant les cellules du cerveau, causant des troubles de mémoire. L'Anses, quant à elle, considère que les effets toxiques de cet élément chimique ont pour cibles principales le système nerveux central (encéphalopathies, troubles psychomoteurs) et le tissu osseux.

Le 11e Keele Meeting sur l'aluminium[1] de mars 2015 a mis l'accent sur ces hauts risques, d'autant que 40 % de l'aluminium absorbé l'est par voie orale. L'aluminium transite par l'intestin, dont il rend les parois poreuses, ce qui lui permet de s'infiltrer dans le sang. Il s'accumulerait dans les os et dans le cerveau.

Pierre Desreumaux, gastro-entérologue et chercheur à l'Inserm, affirme quant à lui que « la dose recommandée de consommation en aluminium des habitants des pays les plus riches est de 1 mg/kg de poids de corps et par jour. Or, 10 % de cette population excède les 10 mg par jour[2] ».

Il est donc urgent pour la communauté scientifique de quantifier et de mesurer la consommation de ce métal ingéré quotidiennement par la population, à haute dose !

MIEUX CONSOMMER, MIEUX MANGER

Alu : limiter les dégâts

La solution la plus efficace est de vous débarrasser de tous vos contenants en aluminium, lesquels sont facilement remplaçables par d'autres matériaux inertes et sains (voir p. 205).

Conservation

– Bocaux : préférez-les en verre, notamment pour tout ce qui est conservation de longue durée. Oubliez les boîtes en fer, type boîtes à biscuits.

– Canettes de soda : vérifiez bien la date limite d'utilisation optimale (DLUO). Plus le liquide a séjourné dans la canette, plus il risque de contenir de l'aluminium.

---

1. Congrès mondial scientifique organisé à Lille par le Birchall Centre (université de Keele, Royaume-Uni) avec la fondation DigestScience et l'université de Lille.
2. L. Chauveau, « Alerte à la toxicité de l'aluminium », 4 mars 2015.

Cuisson
– Batterie de cuisine : dans la mesure du possible, remplacez vos casseroles endommagées car l'aluminium migre plus facilement si le revêtement est abîmé.
– Papillotes en aluminium : ce mode de cuisson n'est pas le meilleur allié de votre santé… Pour continuer à concocter des plats en papillote, remplacez simplement la feuille d'aluminium par un papier de cuisson (dit sulfurisé).
– Évitez de cuisiner des légumes à feuilles (choux, épinards…) ou des aliments acides (tels que les tomates, les agrumes) dans des contenants en aluminium car ces aliments absorbent aisément ce métal.

Le cuivre

Le cuivre est un métal non ferreux provenant des mines. Soyez vigilant avec les récipients faits dans ce matériau, car, au contact d'aliments acides et salés, le cuivre peut s'oxyder et se couvrir de vert-de-gris, substance très toxique.

L'intérieur des contenants modernes en cuivre est souvent recouvert d'une couche d'inox, mais l'entretien de l'extérieur reste difficile.

Le Téflon™

Qui n'a pas dans ses placards une vieille poêle antiadhésive en Téflon, dotée de quelques petites rayures, marques de l'usure du temps et de conviviales soirées crêpes ? Eh bien, ces microtraces pourraient bien également rayer quelques jours de votre vie…

De nombreuses études[1] confirment la nocivité du Téflon, un des noms commerciaux du PTFE (polytétrafluoroéthylène). Le gros avantage de ce revêtement est qu'il empêche les aliments d'attacher à la poêle, ce qui fut pendant des décennies un argument marketing efficace, surtout auprès des adeptes d'une cuisine sans matières grasses.

Ce qui est dangereux pour la santé, ce n'est pas tant le Téflon (PTFE) que le PFOA (acide perfluorooctanoïque) entrant dans sa fabrication. Ce composé est très faiblement biodégradable, il pollue considérablement l'environnement[2], mais ses nuisances ne s'arrêtent pas là ! Il est accusé de favoriser le cancer chez l'homme et de provoquer une

1. Réseau environnement santé, 2011.
2. Étude de l'Agence de protection de l'environnement des États-Unis, 2005.

baisse de la fertilité. Le PFOA traverserait la barrière placentaire et pourrait affecter le fœtus[1].

En théorie, le PFOA ne migre pas dans les aliments, mais en pratique il suffit d'une simple mini rayure pour que le mal soit fait... Et les revêtements se détériorent rapidement, même si l'on a soin de n'utiliser que des ustensiles en bois. De plus, dès 230 °C, le PFOA devient toxique. Or, une poêle atteint aisément les 250 °C au bout de quelques minutes de cuisson.

N'AVALONS PAS N'IMPORTE QUOI !

PFOA et PFTE : à bannir

À la demande de l'Agence de protection environnementale américaine, le fournisseur mondial de Téflon, DuPont, s'est engagé à arrêter d'utiliser le PFOA en 2015. Pourtant, les poêles en Téflon sont toujours en vente partout. Néanmoins, certaines marques garantissent désormais que leurs produits ne contiennent plus de PFOA, ni même parfois de PFTE. Alors lisez bien les étiquettes lorsque vous acquérez un ustensile de cuisson !

MIEUX CONSOMMER, MIEUX MANGER

L'alternative au Téflon

Choisissez plutôt des poêles en inox 10/18, que vous ferez chauffer avec un peu de matière grasse, type huile d'olive, ou des poêles en fonte non revêtue[2] (voir Les matériaux à privilégier, p. 205).

Le silicone

Le silicone est un caoutchouc artificiel constitué de silice liée à de l'oxygène et à diverses molécules organiques. Résistant, souple, supportant une température de 250 °C, déclinable en de multiples couleurs, il a révolutionné le moule à gâteau et modernisé les ustensiles de cuisine. C'est le matériau contemporain idéal... en apparence. Car des études ont montré la migration de substances chimiques, les

1. I. Thorhallur *et al.*, « Prenatal exposure to perfluorooactoate and risk of overweight at 20 years of age: a prospective cohort study », *Environmental Health Perspectives*, mai 2012, vol. 120, n° 5, p. 668-673.
2. Comme celles de la marque Skeppshult.

siloxanes, dans les aliments cuits dans des moules en silicone. Bien évidemment, les potentiels effets toxiques à long terme de ces substances ne sont pas encore connus... Une étude réalisée en 2004 par la DGCCRF[1] a énoncé que la moitié des échantillons étudiés n'étaient pas conformes, notamment qu'ils ne garantissaient pas une inertie suffisante à la chaleur.

On trouve dans le commerce des moules en silicone à base de peroxyde et d'autres à base de platine. Ce sont les premiers qui semblent engendrer des risques pour la santé. Le peroxyde étant un élément chimique composé essentiellement d'oxygène et de carbone, c'est un oxydant très actif, naturellement instable. Le platine, quant à lui, est d'une grande stabilité : il ne fond qu'à partir de 1 750 °C. Le « silicone platinium » présente donc une qualité supérieure de par son catalyseur, le platine.

MIEUX CONSOMMER, MIEUX MANGER

Il y a silicone et... silicone platinium

Pour reconnaître un « bon » silicone, pincez le moule : si une marque blanche apparaît au niveau de la pliure, c'est le signe qu'il est de mauvaise qualité. N'utilisez le silicone qu'occasionnellement et cuisinez exclusivement dans du silicone platinium (qui ne laisse pas de marque blanche).

Les revêtements céramiques antiadhérents

Plus récemment, des poêles au revêtement dit « céramique » sont arrivées sur le marché. Les industriels prônent leur côté sain, écologique, extra-dur, etc. Or, contrairement à ce que leur nom laisse entendre, ce revêtement n'est nullement de la céramique (terre cuite argileuse ayant simplement subi une cuisson à très haute température). C'est un revêtement à base de silice associée à une résine de synthèse, qui n'a rien de naturel. Sa composition relevant du secret de fabrication, la résine utilisée est probablement un fluoropolymère (du même type que le Téflon), dont la toxicité n'a pas été évaluée.

1. Note d'information n° 2004-64 du 6 mai 2004 relative aux matériaux au contact des denrées alimentaires.

PRINCIPE DE PRÉCAUTION

À notre sens, le principe de précaution reste donc de mise…

Le plastique

Il a envahi nos vies, il est multifonctionnel, c'est incontestable, mais peut-être pas sans danger. Les emballages en plastique de tous types sont très usités dans l'agroalimentaire. Mais quel est le degré de migration des composants du plastique vers les aliments, surtout quand ils sont chauffés ? Les barquettes, boîtes hermétiques, et autres récipients sont-ils toxiques ou nocifs pour notre santé ?

Le risque vient surtout de la migration de monomètres résiduels ou d'adjuvants du contenant vers l'aliment. Il existe de nombreux adjuvants permettant de donner aux plastiques les propriétés désirées (souplesse ou rigidité, transparence…). Les cinq polymères (ou plastiques) les plus couramment utilisées sont le polyéthylène (PE) et le polyéthylène téréphtalate (PET), le polychlorure de vinyle (PVC), le polypropylène (PP) et le polystyrène (PS).

N'AVALONS PAS N'IMPORTE QUOI !

Fantastique, le plastique ?

Plastique	Symbole	Usage courant	Faut-il l'éviter ?
PET (polyéthylène téréphtalate)	1 PETE	Sacs de cuisson, barquettes alimentaires, emballages jetables, bouteilles d'eau, bouteilles de jus de fruit.	Oui. Sa fabrication nécessite d'utiliser un catalyseur toxique : le trioxyde d'antimoine. Le CIRC[1] classe l'antimoine comme agent probablement cancérigène pour l'homme.

1. CIRC : Centre international de recherche sur le cancer.

HDPE (polyéthylène haute densité)	2 HDPE	Bouteilles de lait, bouchons à visser.	Non. L'Institut national d'information en santé environnementale (Canada) précise que ce plastique ne fait pas migrer de substances toxiques lorsqu'il en contact avec les aliments. Le Réseau environnement santé[1] (France), se fonde sur le site américain Mother Jones et confirme cette information.
PVC	3 V	Certains contenants alimentaires, films alimentaires…	Oui. Le PVC est considéré comme particulièrement problématique pour la santé en raison de la présence de phtalates, dont le plus répandu, le DEHP (di-2-ethylhexyl), est classé toxique pour la reproduction.
LPDE (polyéthylène basse densité)	4 LDPE	Emballages de pains, emballages d'aliments congelés, gobelets destinés à recevoir des liquides chauds.	Non. L'Institut national d'information en santé environnementale (Canada) précise que ces plastiques ne font pas migrer de substances toxiques lorsqu'ils sont en contact avec les aliments. Le Réseau environnement santé (France), se fonde sur le site américain Mother Jones et confirme cette information.
PP (polypropylène)	5 PP	Certaines gourdes, barquettes en plastiques micro-ondables, pots de yaourts, barquettes de margarines.	

1. Association.

PS (polystyrène)	6 PS	Couverts jetables, gobelets, pots de yaourts, emballages des œufs	Oui. L'Institut national d'information en santé environnementale (Canada) déconseille l'usage alimentaire de ce plastique et précise que le polystyrène contient du styrène pouvant migrer dans les aliments lorsque l'emballage est chauffé. Le styrène est classé cancérigène possible chez l'homme. par le CIRC. De son côté, le National Institutes of Health (USA) a classé le styrène dans la liste des molécules chimiques et biologiques cancérigènes.
Autres (ensemble des plastiques n'entrant pas dans les catégories précédentes, notamment le polycarbonate)	7 OTHER	Bonbonnes d'eau, biberons.	Oui. Selon le Réseau environnement santé, le polycarbonate peut laisser migrer dans les aliments des traces de bisphénol A (BPA), substance hautement toxique (voir p. 204).

La réglementation[1] sur les emballages et contenants en matières plastiques destinées à entrer en contact avec les denrées alimentaires énonce qu'ils doivent être inertes. Or, comme le montre ce tableau, les plastiques (notamment s'ils sont chauffés) peuvent laisser migrer des composants toxiques comme le bisphénol A ou les phtalates. En outre, les aliments gras[2] sont davantage perméables à cette contamination : mention doit en être faite sous les récipients qui sont fabriqués dans les plastiques concernés, c'est-à-dire ceux de la catégorie 3 (PVC),

1. Règlement (CE) n° 1935/2004 du 27 octobre 2004.
2. Plus un aliment contient de graisses, plus il absorbe les substances toxiques : huile, chips et même steak !

6 (polystyrène) et 7 (polycarbonate), qui contiennent le plus de composés chimiques susceptibles de migrer dans les aliments.

• Zoom sur le bisphénol A (BPA)

Le BPA est un composé organique issu de la réaction entre deux équivalents de phénol et un équivalent d'acétone. C'est un xénoestrogène (un leurre hormonal, capable d'imiter l'effet des hormones sexuelles féminines) stable et résistant.

Il est employé dans les résines époxydes, qui tapissent souvent l'intérieur des boîtes de conserves et des canettes, mais aussi dans l'élaboration de plastiques durs transparents, de type polycarbonate, utilisés pour produire des contenants alimentaires. Jusqu'en 2010, en France, le BPA était autorisé pour fabriquer des biberons ! Depuis, le Sénat français a étendu cette interdiction du BPA, appliquée depuis janvier 2015, à tous les récipients alimentaires et dispositifs médicaux, mais également à tout autre perturbateur endocrinien ou substance cancérigène, dans les emballages alimentaires destinés aux bébés et femmes enceintes.

En mars 2014, le Comité d'évaluation des risques de l'Agence européenne des substances chimiques (Echa) a délivré, sur la base de l'ensemble des données, un avis final favorable à la proposition française de classement du BPA en tant que substance de catégorie 1B toxique pour la reproduction[1].

• Zoom sur les phtalates

Les phtalates sont des substances permettant de rendre un plastique flexible et malléable. Ce sont des adjuvants du polychlorure de vinyle (PVC). Les phtalates, dont le DEHP, sont très présents dans notre environnement : parfums, rideaux de douche, couches culottes, tuyaux d'arrosage, fenêtres en PVC, cathéters, poches de sang et, bien sûr, contenants alimentaires. Une directive européenne[2] interdit l'usage des phtalates DEHP et DBP dans les emballages en contact avec les aliments gras et impose des limites de migration pour le DEHP, le DBP et le BBP dans les autres applications alimentaires. Preuve de sa nocivité, le DHEP est même interdit dans tous les jouets et articles de puériculture destinés aux enfants[3].

---

1. L'Echa répertorie les différentes catégories de produits toxiques. Voir leur site internet : www.echa.europa.eu.
2. Directive 2007/19/CE.
3. Directive 2005/84/CE.

Nous pouvons absorber des phtalates par inhalation, par contact ou par ingestion ; la plus importante source d'exposition aux phtalates est celle de l'alimentation ayant été mise en contact avec des emballages en contenant.

Les risques principaux sur la santé sont des effets délétères sur la fertilité, la diminution de la mobilité des spermatozoïdes, et sur le développement du fœtus.

[Ce qu'il faut retenir]

→ **Polluants du plastique : ils ne passeront pas chez nous**

- Privilégiez autant que possible les aliments frais plutôt que les plats préparés emballés dans du plastique.
- Cuisinez chez vous ou élisez les restaurants qui servent des produits frais. Des études[1] ont démontré que les personnes prenant davantage de repas à l'extérieur ont des taux de BPA plus élevés.
- Stockez les aliments dans des récipients en verre (comme à l'ancienne !) ou en inox : ces matériaux sont inertes et bien plus économiques !
- Gardez-vous de mettre du plastique au four à micro-ondes ou au bain-marie. Les élévations de température font grimper le taux de substances chimiques, lesquelles migrent directement dans les aliments. **Important : la mention « compatible micro-ondes » signifie que le récipient ne va pas se désagréger à la chaleur mais n'exclut en aucun cas les risques inhérents au chauffage du plastique.**
- Évitez les cafés faits à la machine : la tuyauterie et les récipients des cafetières électriques automatiques (cafetières domestiques ou distributeurs automatiques) peuvent contenir du BPA, qui migre ainsi dans l'eau du café. Optez pour une cafetière à piston, le café y est délicieux et garanti sans BPA !
- Évitez-même de faire chauffer de l'eau dans une bouilloire électrique… en plastique : changez pour une bouilloire électrique en verre.

Les matériaux à privilégier

Ces matériaux sont l'alternative idéale pour retrouver les plaisirs de la cuisine d'antan sans s'intoxiquer avec des vernis au cadmium, de l'aluminium, du PFOA et autres polluants… À (re)découvrir !

La fonte naturelle

La fonte naturelle est un alliage de fer et de carbone (2 à 6 % de carbone ; à ne pas confondre avec la fonte d'aluminium, qui n'est pas de la fonte, mais de l'aluminium moulé). C'est celle de la bonne

1. B. Forer, « Eating fresh food reduces exposure to BPA », *ABC News*, 30 mars 2011 ; « Want to reduce your exposure to BPA? Cut out canned, packaged foods », *Time*, 30 mars 2011.

vieille poêle ou de la cocotte utilisées par nos grands-mères ! Elle a perdu du grade avec l'inox mais elle revient de plus en plus sur nos fourneaux.

Son atout majeur : elle ne libère pas de substances toxiques. Elle est très solide (certes un peu lourde) et durable ! C'est également un matériau économique et inusable : son prix initial est un peu plus élevé que celui d'une poêle classique, mais la fonte ne se raye jamais, même au bout de vingt-cinq ans ! Inutile de racheter une poêle chaque année pour cause de multiples rayures. L'achat est donc vite amorti.

La fonte se décline en poêles, woks, marmites… Selon nous, ils détiennent la palme des meilleurs ustensiles de cuisson.

Le Pyrex™

Le Pyrex est un verre au borosilicate, résistant à la chaleur. Il peut être utilisé, aussi bien sur une plaque chauffante qu'au four. Il est inerte et ne laisse échapper aucune substance toxique ni à la chaleur ni au contact des aliments. En outre, les plats en Pyrex sont peu onéreux… et peuvent même être apportés directement à table.

La porcelaine à feu

La porcelaine à feu est un matériau naturel très ancien : elle est fabriquée à partir de kaolin ou d'argile très blanche, de quartz et de feldspath, d'où ses autres appellations de porcelaine feldspathique ou porcelaine dure. Non poreuse, cette porcelaine a la particularité de passer au four, contrairement à la porcelaine tendre. On la trouve le plus souvent dans les boutiques spécialisées en matériel de cuisine.

Elle ne libère aucune substance indésirable dans les aliments, et peut être mise sur la table. Elle convient bien pour les cuissons au four (comme les gratins) ou les plats mijotés (car, tout comme le Pyrex, elle peut être posée directement sur une plaque de cuisson). Vérifiez bien auprès du revendeur que c'est un plat à feu !

L'inox

L'inox (ou acier inoxydable) est un alliage à base de fer qui ne rouille jamais. Le plus utilisé pour les articles culinaires est l'inox 10/18, composé à 72 % de fer, à 10 % de nickel et à 18 % de chrome. Ce matériau stabilisé et de qualité supérieure ne libère pas de substances toxiques dans les aliments. Attention cependant à l'inox non garanti 10/18, qui peut néanmoins libérer du fer, du chrome et du nickel si on y cuit des aliments acides qu'on laisse stagner dans le récipient. Cet inox-là n'est pas recommandé aux personnes allergiques au nickel.

Sur le plan environnemental, il est préférable de privilégier les produits recyclés et recyclables.

L'inox 10/18 est parfait pour toutes les cuissons : à l'eau, à la vapeur, à l'étouffée ou à la poêle (sur tous types de plaques) et même pour les cuissons au four traditionnel. Attention ! On ne peut pas l'utiliser au four à micro-ondes.

La terre cuite non vernissée

Après avoir traversé des millénaires, la terre cuite non vernissée reste un matériau très moderne ! Employés dès le néolithique, et posés directement sur le feu, les plats en terre cuite, obtenue par cuisson de l'argile, ont progressivement été placés sur une grille ou sur un trépied. La terre cuite reste un peu fragile au choc ou au contact de la flamme directe mais c'est un matériau sain et écologique, qui ne libère aucune particule nocive pour la santé, à condition de n'être revêtue ni de vernis ni d'émail – qui contiennent souvent du plomb, du cadmium pouvant contaminer les aliments.

Cocotte, diable, patatiera, plat à tajine… On trouve les plats en terre cuite non vernissée chez des fabricants spécialisés ou dans les boutiques de matériel professionnel.

Le verre

Tous les pots en verre (avec couvercle en verre ou en métal, pots de récupération, bols avec couvercle sans BPA…) sont très pratiques pour conserver au sec, au réfrigérateur ou au congélateur. Ils sont hermétiques et existent dans différentes tailles. Pour la cuisson, l'idéal est le Pyrex, seul verre borosilicate qui résiste à la chaleur (voir p. 206).

Le tissu

Pensez aux torchons, aux sacs et sachets (de lin ou de coton), alternatives saines aux sacs en plastique ou au film étirable contenant souvent du BPA. Ils protègent très bien le pain, la salade lavée et essorée, les sandwichs, les tartes ou gâteaux encore tièdes… Pour le transport, il suffit d'un bout de ficelle, et le tour est joué !

L'électroménager

L'électroménager fait-il toujours bon ménage avec notre bien-être ? La plupart des appareils électroménagers ont radicalement révolutionné notre quotidien. On pense évidemment tout de suite au lave-linge, un gain de temps phénoménal ! Mais il perdure des polémiques relatives à d'éventuels dangers inhérents à l'utilisation de certains appareils ménagers. Il s'agit des plaques à induction et du four à micro-ondes. Il serait donc prudent de respecter quelques préconisations afin d'en minimiser les risques potentiels tant qu'on n'a pas la certitude scientifique que ces appareils sont inoffensifs.

Les plaques à induction

Le principe est différent de celui des autres plaques électriques : une bobine de cuivre située sous les plaques émet un champ magnétique, et les ondes chauffent le récipient de cuisson. Le chauffage est plutôt rapide et les plaques sont faciles à nettoyer mais elles sont assez coûteuses et nécessitent de surcroît que l'on s'équipe de récipients en fonte ou en inox pourvus d'un disque ferromagnétique.

Quels dangers ces plaques présentent-elles ? Il existe un risque de surchauffe des récipients et, par ricochet, des aliments qu'ils contiennent, ce qui peut produire des substances toxiques. Mais l'inconvénient majeur est que l'impact des champs magnétiques sur la santé est encore mal connu.

MIEUX CONSOMMER, MIEUX MANGER

Induction et champs magnétiques

L'Office fédéral de la santé publique de Suisse (OFSP) émet des recommandations pour réduire les champs magnétiques tant qu'on ignore leurs effets :

– Adaptez la taille de la casserole à celle de la zone de cuisson. Couvrez entièrement la zone de cuisson avec une casserole ayant la dimension nécessaire.
– N'utilisez pas de casserole ayant un fond défectueux.
– Disposez de casseroles conçues spécifiquement pour l'induction.

– Maintenez une distance de 5 à 10 cm entre vous et la cuisinière pour réduire l'exposition aux champs magnétiques.
– N'utilisez pas d'ustensiles en métal afin d'éviter que des courants de fuite ne traversent votre corps.
– Les personnes portant un stimulateur cardiaque ou un défibrillateur doivent en parler à leur médecin.

Le four à micro-ondes

Qui n'apprécie pas les avantages du four à micro-ondes ? La décongélation, le réchauffage et la cuisson y sont si rapides. Un four à micro-ondes est doté d'un générateur qui émet des ondes produisant un pivotement des molécules d'eau, sous l'effet d'un champ électrique alternatif, au rythme de 2450 mouvements par seconde. C'est ce mouvement qui engendre un important échauffement des aliments. Cependant, qu'advient-il des aliments sur le plan nutritionnel ?

Dans ce type de four, l'air reste à température ambiante, il y a donc moins de formation de produits issus des réactions de Maillard (voir p. 192). Mais corrélativement, la cuisson au four à micro-ondes détruit moins bien les bactéries pathogènes que les modes de cuisson classiques car la température de cuisson, au moins au cœur de l'aliment, est moins élevée (voir Les microbes alimentaires, p. 186). En outre, les ondes électromagnétiques ne se propagent pas de la même façon selon la structure moléculaire de l'aliment : ainsi, la surchauffe de certaines zones provoque la dégradation des nutriments sensibles à la chaleur, tels que la vitamine C et les folates[1].

Quant au risque d'irradiation, il est négligeable : le boîtier et la porte du four retiennent la majorité des rayons à l'intérieur de l'appareil. Seule une infime partie peut s'échapper, et la loi impose une norme stricte aux fabricants. Des tests menés par des associations de consommateurs ont montré que le rayonnement de fuite est généralement inférieur à la norme autorisée.

1. Forme naturelle de l'acide folique ou vitamine B9.

MIEUX CONSOMMER, MIEUX MANGER

Micro-ondes et santé

L'Association santé environnement France (Asef[1]) nous fait les recommandations suivantes :

- Restez à distance des ondes : éloignez-vous du four quand il est en marche.
- Évitez de placer des contenants en plastique, notamment ceux qui contiennent du BPA, en raison des risques de migration de cette substance.
- Respectez scrupuleusement le temps de cuisson préconisé : s'il est trop long, cela vous expose à des risques de brûlure.

1. Le Dr Mérat, médecin généraliste et président de l'antenne sud-ouest de l'Asef, précise que « la principale toxicité du four à micro-ondes vient du fait qu'il n'est pas totalement étanche et émet des radiations dont le risque n'est pas évalué si on reste devant le four pendant qu'il fonctionne ».

4

LE BIO ET LES LABELS : GAGES DE QUALITÉ ?

Les labels

Les labels sont en principe accordés par une autorité publique, laquelle atteste qu'une personne, un site, un territoire ou un produit respecte des critères définis dans un acte législatif ou réglementaire.

Le terme « label » est souvent utilisé de manière abusive par des organismes privés voulant vanter leurs mérites (voir aussi p. 217). Si certains respectent une éthique, d'autres sont complètement fantaisistes...

Comment s'y retrouver face au nombre important de labels existant dans l'univers de l'alimentation ?

Les appellations et labels officiels français

Un label officiel est un label reconnu par les pouvoirs publics et contrôlé par des organismes indépendants. Selon la loi française, un label doit comporter un cahier des charges, un organisme certificateur accrédité, un certificat de conformité et une homologation.

Le label Rouge

Créé en 1960, le label Rouge atteste de la qualité supérieure d'un produit alimentaire par rapport à ses équivalents commercialisés sur le marché. Les produits concernés sont soumis à un cahier des charges précis quant à leurs qualités gustatives mais aussi à leur mode de production.

L'homologation est effectuée par un arrêté ministériel, sur proposition de l'Institut national de l'origine et de la qualité (Inao). La Commission nationale des labels et des certifications des produits agricoles et alimentaires vérifie la rigueur du cahier des charges ainsi que l'indépendance et le sérieux de l'organisme de contrôle.

Appellation d'origine contrôlée (AOC)

L'AOC est une certification française officielle garantissant l'origine de produits alimentaires traditionnels, issus d'un terroir et d'un savoir-faire spécifique. Il désigne un produit dont la production, la transformation et l'élaboration ont lieu dans une aire géographique bien précise et délimitée.

Depuis 2012, afin de clarifier l'offre au consommateur, seuls les vins peuvent conserver cette appellation, car, désormais, pour les autres produits, l'AOC est remplacée par l'AOP (voir p. 216).

Le label bio AB

C'est en 1980 que ce label a vu le jour, année où, par ricochet, les pouvoirs publics ont reconnu de manière officielle l'agriculture biologique (voir aussi Faut-il manger bio ?, p. 220). Ce label garantit que le produit est composé à 100 % d'ingrédients issus du mode de production biologique pour les produits non transformés ou d'au moins 95 % pour les produits transformés, excluant l'usage d'engrais chimiques, de pesticides de synthèse, d'OGM et autres polluants. S'il s'agit d'animaux, le label AB atteste que les soins vétérinaires qu'ils reçoivent sont majoritairement homéopathiques ou phytothérapiques.

Des organismes de contrôle agréés par les pouvoirs publics, tels Écocert ou Qualité France, sont chargés de procéder au respect des cahiers des charges. Ce contrôle porte sur l'ensemble du système de production, depuis les agriculteurs jusqu'aux transformateurs, ainsi que sur des analyses vérifiant le respect de l'interdiction des produits chimiques de synthèse[1]. De plus, cette certification répond à des critères d'indépendance, d'impartialité, de compétence et d'efficacité tels que définis par la norme européenne EN 45011.

Quant aux aliments bio, produits ou fabriqués à l'étranger, en dehors de l'Union européenne, ils ne sont autorisés à porter le label AB que si leur cahier des charges et la méthode de certification ont été reconnus équivalents au label AB européen.

1. Les règlements (CE) n° 834/2007 du 28 juin 2007 et n° 889/2008 du 5 septembre 2008 énoncent les règles de production, de préparation, d'étiquetage et de contrôle en agriculture biologique.

Les appellations et labels européens

Appellation d'origine protégée (AOP)

L'appellation d'origine protégée est l'équivalent européen de l'AOC française. Seuls les produits déjà AOC au niveau national peuvent obtenir cette appellation.

Indication géographique protégée (IGP)

L'indication géographique protégée (IGP) défend les dénominations géographiques et permet de connaître l'origine d'un produit agricole ou d'une denrée alimentaire lorsqu'ils tirent leur spécificité de cette origine. L'IGP est délivrée dans la mesure où s'y déroule au moins leur production, leur transformation ou leur élaboration.

Depuis 2009[1], les vins peuvent également bénéficier de ce label.

La spécialité traditionnelle garantie (STG)

La spécialité traditionnelle garantie met en valeur la composition ou le mode de production traditionnel d'un produit, et répond à des critères et des procédures d'attribution bien précis[2]. L'aliment doit être conforme au cahier des charges et comporter certains éléments prouvant son caractère traditionnel.

Le logo bio européen

Depuis le 1er juillet 2010[3], le logo bio européen est obligatoire pour tous les aliments bio produits en Europe. D'après l'association UFC-Que choisir, le cahier des charges de ce label européen est moins strict que celui du label français AB (voir p. 215).

Ce label certifie cependant que le produit est conforme au règlement sur l'agriculture biologique de l'Union européenne, se fondant sur l'interdiction des engrais et pesticides de synthèse.

---

1. Règlement (CE) n° 607/2009 du 14 juillet 2009.
2. Règlement (CE) n° 509/2006 du 20 mars 2006.
3. Règlement (CE) n° 834/2007 du 28 juin 2007. Ce règlement harmonise les conditions de production en agriculture bio.

Il garantit que :
- 95 % ou plus des composants du produit sont issus de l'agriculture biologique ;
- le produit est conforme aux règles du système officiel d'inspection ;
- le produit provient directement du producteur ou du préparateur dans un emballage scellé ;
- le produit porte le nom du producteur, du préparateur ou du distributeur et le nom ou le code de l'organisme d'inspection.

Labels commerciaux et marketing

Viande française

Le logo Viande française a été instauré en 1996 par Interbev, l'Association nationale interprofessionnelle du bétail et des viandes, sous l'égide du ministère de l'Agriculture. Il permet au consommateur de repérer en rayon les viandes issues d'animaux « nés, élevés, abattus, découpés et élaborés en France ».

Ce logo ne présage en rien d'une qualité de viande supérieure ni des conditions d'élevage des animaux, qui varient du tout au tout selon les filières. Il nous éclaire uniquement sur leur provenance.

Pavillon France

Ce label national a été élaboré en 2012 par l'association interprofessionnelle France Filière pêche. Il constitue un signe officiel de qualité garantissant des poissons issus de la pêche durable française.

Commerce équitable

De nombreuses alternatives au commerce conventionnel existent. Leur objectif est de mettre en place de meilleures conditions de travail pour les producteurs et de déterminer un prix plus juste, leur permettant de vivre dignement du fruit de leur travail. En 2001, Fine, une coordination informelle des grands réseaux internationaux de commerce équitable, définit le commerce équitable comme « un partenariat commercial, fondé sur la dialogue, la transparence et le respect, dont l'objectif est de parvenir à une plus grande équité dans le commerce mondial. Il contribue au développement durable [...] ».

Il existe différents labels « commerce équitable » et chacun est rattaché à un organisme d'homologation, vérifiant toutes les étapes du processus de production dans le but de respecter les principes du commerce équitable. Ces organismes sont plutôt fiables concernant le respect des conditions de travail des artisans, mais il ne faut pas confondre commerce équitable et agriculture biologique. Ce sont deux éthiques bien distinctes dont les chartes ne couvrent pas les mêmes valeurs (voir chapitre sur le bio, p. 220).

On distingue trois types de garanties, qui portent soit sur un produit, soit sur une organisation, soit sur l'ensemble d'une filière. La garantie produit est la plus connue car on la voit directement affichée sur le produit (Flo, Ecocert, Bioéquitable) ; elle touche principalement les produits agricoles (café, chocolat, sucre, banane, thé, riz, miel, jus de fruit, épices et coton). Les logos les plus connus du commerce équitable sont « Max Havelaar », « Plateforme pour le commerce équitable », « Bioéquitable », « Altereco », « Minga », « Contrôlé équitable par Ecocert ».

Les saveurs de l'année

Les « saveurs de l'année » ont été créées en 1997. C'est une récompense remise chaque année à environ 160 produits agroalimentaires. Elle a été instaurée par une entreprise privée.

Chaque année, en contrepartie d'une participation financière forfaitaire, les industriels peuvent inscrire leurs produits aux tests. Ceux-ci sont classés par catégorie et un panel de consommateurs les déguste et les évalue. La classification ne répond pas à un cahier des charges particulier, contrairement à d'autres labels, comme le label Rouge ou le label Bio. Il n'y aucune exigence concernant la qualité du produit ou de sa recette. Il s'agit avant tout d'un examen gustatif. En outre, la comparaison n'est pas exhaustive car le nombre de produits testés dépend du nombre d'industriels prêts à contribuer financièrement pour inscrire leurs produits à cette récompense...

Les écolabels

Les écolabels sont des labels environnementaux : ils distinguent des produits ayant un impact réduit sur l'environnement. Ces labels sont élaborés d'après des cahiers des charges spécifiques et sont certifiés par un organisme indépendant. Parmi ces labels, citons :

– l'Écolabel européen : institué en 1992, il est délivré en France par l'Afnor[1] ; il peut être utilisé par tous les pays membres ;

– le label Marine Stewardship Council (MSC) récompense les pêches dont la gestion et les pratiques sont reconnues écologiquement responsables. Il certifie que le produit issu de la mer provient d'une pêcherie durable, bien gérée et ne contribue pas à la surpêche.

Le Concours général agricole

Créé en 1870, le Concours général agricole se déroule chaque année dans le cadre du Salon international de l'agriculture de Paris. Il est organisé par le ministère de l'Agriculture et le Centre national des expositions et concours agricoles.

- **Les médailles**

Le concours sélectionne et prime les meilleurs animaux reproducteurs et les meilleurs produits du terroir français. Il délivre des médailles d'or, d'argent et de bronze. Les produits sont goûtés par un jury de professionnels et de consommateurs avertis indépendants, et sont récompensés pour leurs qualités olfactives et gustatives.

- **Le prix d'excellence**

Créé en 2000, il distingue des producteurs pour l'excellence de leurs résultats lors des trois dernières sessions du concours.

[Ce qu'il faut retenir]

→ **Sur les labels**

Selon nous, les meilleurs labels (pour notre santé) sont les labels bio AB et Demeter. Le commerce équitable est difficile à mettre en œuvre, même si les intentions sont excellentes.

1. Afnor : Association française de normalisation.

Faut-il manger bio ?

L'agriculture biologique fait partie des cinq signes d'identification de la qualité en France, avec les appellations d'origine (AOC et AOP), les indications géographiques protégées (IGP), les spécialités traditionnelles garanties (STG) et le label Rouge. L'agriculture biologique garantit un mode de production respectueux de l'environnement et du bien-être humain et animal. Mais quel est l'impact exact de ce mode de production sur la valeur nutritive de nos aliments et est-il une garantie d'innocuité ?

Qu'est-ce que la production biologique ?

En Europe, « la production biologique vise à établir un système global de gestion agricole et de production alimentaire alliant les meilleures pratiques environnementales, un haut degré de biodiversité, la préservation de ressources naturelles, l'application de normes élevées en ce qui concerne le bien-être animal, et l'obtention des produits par des procédés et des substances naturelles[1] ».

Elle est réglementée par un texte cadre relatif à la production bio et à l'étiquetage des produits bio, qui précise les objectifs, les particularités et les principes de ce type d'agriculture

Que garantit la production biologique ?

Que ce soit en matière de production ou de transformation, la production biologique :
- interdit l'utilisation de semences OGM, la ionisation et les produits chimiques de synthèse (engrais, pesticides, additifs...) ;
- encadre strictement la mixité sur les fermes, en séparant les unités bio et non bio ;
- contrôle tous les opérateurs qui produisent, stockent, importent ou exportent, et ceux qui commercialisent des produits bio.

1. Article 3 du règlement (CE) n° 834/2007 du 28 juin 2007, mis en application le 1er janvier 2009. Le règlement (CE) n° 889/2008 modifié confère les modalités d'application de ce règlement cadre.

Les productions végétales

La conduite des productions végétales est fondée sur l'amélioration constante de la fertilité et de l'activité biologique des sols, et privilégie l'apport d'amendements organiques. L'utilisation de produits chimiques de synthèse est interdite. Cela garantit au consommateur que :
- la fertilisation se fonde sur des rotations longues des cultures, comprenant des légumineuses, des engrais verts, l'épandage d'effluents bio. L'apport d'effluents animaux est limité ;
- la protection des plantes est fondée sur la protection par des auxiliaires naturels, le choix des espèces et des variétés culturales, la rotation des cultures, les techniques culturales, le travail du sol et les procédés thermiques. Le désherbage est effectué en majorité par des procédés mécaniques et thermiques. Si la culture est menacée, seules les spécialités commerciales conformes à la réglementation bio peuvent être utilisées ;
- l'hydroponie est interdite. Les racines de la plante ne peuvent pas être dans une solution ou dans un matériel inerte enrichi d'une solution ;
- les semences et matériels de reproduction végétative sont bio. L'utilisation de semences OGM est interdite.

La production animale

L'élevage bio doit être conforme aux besoins spécifiques des différentes espèces animales et respecter le lien au sol et le bien-être animal. Cela garantit au consommateur que :
- les animaux sont nourris avec des aliments naturels, sains et variés, bio et sans OGM, et qui leur sont adaptés (par exemple, du fourrage et non de la farine de poisson pour les herbivores) ;
- les pâturages et les abris sont respectueux de l'éthologie : densité réglementée, accès au plein air, lumière naturelle, bien-être des animaux, etc. ;
- la croissance et la reproduction des animaux est respectueuse de la nature : pas d'utilisation de facteurs de croissance, méthodes naturelles de reproduction, soins homéopathiques et phytothérapiques en cas de maladie (traitements antibiotiques et allopathiques possibles mais strictement encadrés), etc.

La transformation

La transformation bio, c'est :

- des matières premières issues de l'agriculture biologique (au moins 95 %) : l'utilisation d'OGM est interdite, cependant, le seuil de présence fortuite d'OGM dans les produits bio a été fixé à 0,9 %. Si le taux est dépassé, il est déclassé en aliment non bio ;
- pas d'additifs de synthèse (colorants, conservateurs, agents de texture...).

Le système de contrôle et de certification

- En France, seuls les organismes certificateurs – agréés par des autorités compétentes (INAO) – accréditent les produits[1].
- Un étiquetage bio, c'est la garantie que le produit est composé d'ingrédients d'origine bio à plus de 95 %.

Les avantages nutritionnels du bio

Les aliments bio font-ils la différence, en termes nutritionnels, comparés aux aliments non issus de la filière bio ? Il semblerait que oui ! Des études scientifiques effectuées par l'Inra[2] et l'Inserm[3] ont démontré que les aliments bio sont plus riches en micronutriments[4]...

Fruits, légumes et céréales bio

- Les fruits, légumes-feuilles, racines et tubercules ont un taux de matière sèche supérieur, ce qui leur confère davantage de goût et une meilleure densité nutritionnelle (minéraux, oligoéléments, fibres, etc.).
- Ils contiennent plus de vitamine C, de magnésium, de fer ou encore de composés antioxydants tels que les polyphénols.
- Les tomates sont plus riches en composés phytochimiques (quercétine et kaempférol, molécules responsables de la couleur et des propriétés organoleptiques de l'aliment) que celles cultivées de manière conventionnelle : c'est ce que démontre une étude[5].

1. Norme EN 45011.
2. Inra : Institut national de la recherche agronomique.
3. Inserm : Institut national de la santé et de la recherche médicale.
4. D. Lairon, « La qualité des produits de l'agriculture biologique », *Innovations agronomiques*, 2009, n° 4, p. 281-287.
5. A. E. Mitchell *et al.*, « Ten years comparison of the influence of organic and conventional crop management practices on the content of flavonoids in tomatoes », *Journal of Agricultural and Food Chemistry*, juillet 2007, vol. 55, n° 15, p. 6154-6159.

– Les céréales sont moins riches en protéines, mais, *a contrario*, contiennent, selon l'Afssa[1], davantage d'acides aminés essentiels.

– Moins de nitrates et de résidus de pesticides que sur les produits non bio : c'est ce que montrent des rapports[2] de l'OMS et de la Food and Agriculture Organization (FAO).

De surcroît, l'approche technologique en agriculture biologique vise à privilégier les procédés de transformation qui préservent les qualités nutritionnelles des matières premières. Un exemple : les pains biologiques sont plus riches en minéraux, en fibres et en vitamines du fait du procédé de broyage du blé, qui assure une meilleure conservation du germe au moment de la panification.

Viandes et produits animaux bio

– Les viandes bio sont moins grasses : l'Anses a pu observer que la teneur totale des viandes bio en lipides est inférieure de 10 % en moyenne à celles des viandes non bio.
– En outre, la proportion d'acides gras polyinsaturés est plus importante.

INFO OU INTOX ?

Bio *vs* non bio : quels avantages nutritionnels ?

Une équipe internationale d'experts, dirigée par le Pr Carlo Leifert, de l'université de Newcastle au Royaume-Uni, a voulu vérifier la qualité nutritionnelle des aliments bio.
Cette équipe a ainsi analysé, dans 343 études scientifiques, les différences de composition entre les cultures biologiques et conventionnelles et a publié ses résultats dans le *British Journal of Nutrition* de juin 2014. Cette analyse a porté sur les fruits, les légumes et les céréales, ainsi que sur de la nourriture préparée à partir de ces végétaux. Elle montre que ces derniers aliments fourniraient des antioxydants supplémentaires équivalents à la consommation de 1 ou 2 portions supplémentaires de fruits et légumes par jour ! Elle met ainsi en évidence des concentrations en antioxydants, tels que les fameux polyphénols, de 20 à 60 % plus élevées dans les aliments bio que les autres, sans aucune prise excédentaire de calories.

1. Étude complète sur le site de l'Anses : « Évaluation nutritionnelle et sanitaire des aliments issus de l'agriculture biologique », rapport Afssa 2003, www.anses.fr.
2. N. El-Hage Scialabba et C. Hattam, *Organic agriculture, environment and food security*, Organisation mondiale de l'agriculture et de l'alimentation (FAO), 2002, disponible sur : www.fao.org

Parmi ces études, nombreuses sont celles qui ont établi un lien entre les antioxydants et une réduction du risque de certaines maladies chroniques, notamment des maladies cardio-vasculaires et neurodégénératives, et de certains cancers. L'analyse a montré également des niveaux significativement plus faibles de métaux lourds toxiques dans les cultures biologiques, notamment le cadmium, dont la quantité est près de 50 % inférieure dans les cultures biologiques par rapport aux cultures conventionnelles.

D'après eux, les produits biologiques sont donc meilleurs pour la santé !

Le Pr Carlo Leifert de l'université de Newcastle a déclaré : « Le débat bio contre non-bio court depuis maintenant des décennies, mais les preuves qu'apporte cette étude sont irréfutables : les aliments bio contiennent beaucoup d'antioxydants et moins de métaux lourds et de pesticides toxiques. »

François Veillerette, porte-parole de Générations futures, a également précisé : « Cette étude montre que l'alimentation biologique, outre qu'elle ne contient pas de résidus de pesticides et qu'elle protège l'environnement, produits des aliments aux qualités nutritionnelles intrinsèques très favorables à la santé. Il faut que le gouvernement français tienne compte de ces éléments et accentue très significativement ses efforts pour le soutien du développement de la filière bio en France et favorise un accès de tous à cette alimentation santé ».

[Ce qu'il faut retenir]

→ Le bio : un atout santé majeur

Les aliments transformés issus de la filière biologique contiennent beaucoup moins d'agents chimiques (arômes, exhausteurs de goût, additifs, colorants, etc.) que les aliments issus de la production conventionnelle.

Avec moins de composés toxiques et une plus grande valeur nutritionnelle, les produits issus de l'agriculture biologiques sont un atout santé majeur.

Que valent les labels bio privés ?

Poussés par un souci d'exigence, certains acteurs de la filière bio ont souhaité créer leurs propres labels. Résultat : des garanties souvent plus strictes que les labels nationaux et européens, déjà très sérieux.

Bio Cohérence

La Fédération nationale d'agriculture biologique, les éleveurs bio de France, et les magasins Biocoop, Biomonde et Pronatura, réunis dans l'association Alternative bio

2009, ont créé Bio Cohérence[1], un label au cahier des charges plus exigeant que la règlementation européenne. En plus des critères européens, Bio Cohérence impose des engagements spécifiques :
- pas de coexistence bio/non-bio au sein d'une même ferme ;
- 50 % au moins des aliments pour les animaux doivent être produits sur la ferme (80 % pour les herbivores). Bio Cohérence conserve ainsi le principe du lien au sol ;
- interdiction totale de traces d'OGM ;
- les produits transformés doivent être composés à 100 % d'ingrédients bio ;
- les traitements vétérinaires autorisés sont plus restreints qu'avec le label européen : les poulets de chair, par exemple, ne peuvent recevoir aucun traitement allopathique, et les poules pondeuses seulement deux.

Gage d'indépendance, Bio Cohérence impose aux agriculteurs souhaitant bénéficier du label de passer par un organisme certificateur extérieur, comme Ecocert ou Qualité France.

Nature et Progrès

Le label Nature et Progrès[2] est également plus exigeant que le label européen. Leurs engagements sont les suivants :
- une conversion totale de l'exploitation au bio ;
- une alimentation des animaux 100 % bio ;
- l'interdiction totale des OGM ;
- la vigilance quant à l'environnement extérieur : pas de ferme Nature et Progrès à moins de 500 m de grandes voies routières ou en aval d'exploitations agricoles polluantes, un aménagement du domaine afin de préserver les ressources collectives.

Ce label a instauré un « système participatif de garantie ». Les contrôles annuels sont effectués par un groupe d'agriculteurs et de consommateurs adhérents à l'association. Les membres du groupe changent chaque année.

1. www.biocoherence.fr
2. L'association Nature et Progrès est l'instigatrice du salon bio Marjolaine (www.natureetprogres.org).

Demeter

Ce label désigne les fermes reconverties à l'agriculture biodynamique et leur production. Leurs engagements spécifiques sont :

- l'utilisation de préparations naturelles spécifiques destinées à « vivifier » la terre ;
- un appui sur les flux énergétiques du sol et des astres ;
- la limitation de la taille des exploitations ;
- la réutilisation maximale des sous-produits de l'activité (déchets végétaux et animaux).

Les préparations biodynamiques sont conçues à partir de certaines plantes. Elles sont utilisées à doses homéopathiques pour stimuler la vie du sol, la croissance et la qualité des cultures. C'est une caractéristique essentielle de l'approche biodynamique, indispensable pour la production de denrées certifiées Demeter[1].

Ce label est un des plus exigeants.

Équitable Ecocert

Ce label garantit la conformité des produits au cahier des charges « équitable, solidaire et responsable » (ESR), élaboré et contrôlé par le groupe Ecocert[2]. Les produits ESR doivent être réalisés selon l'éthique du commerce équitable (respect des travailleurs, rémunération correcte, etc.). Le cahier des charges fixe également des règles afin de limiter l'emballage et le transport jusqu'au consommateur final. C'est un label d'engagement citoyen davantage qu'une garantie de qualité des produits, même si les deux vont souvent de pair.

Bio équitable et Bio solidaire

Les labels Bio équitable et Bio solidaire sont tous les deux issus de l'association Bio partenaire, qui soutient les petits producteurs pour qu'ils renforcent leur capacité d'action collective et

1. www.demeter.fr
2. www.ecocert.com

puissent vivre de leur production de manière décente. Ces labels attestent que les producteurs favorisent le développement durable, le commerce équitable, les produits éthiques et biologiques. La qualité de leurs produits en est meilleure.

INFO OU INTOX ?

Faut-il consommer local ou importer du bio ?

On se pose souvent la question de savoir s'il vaut mieux consommer local, mais non bio, ou bio, quitte à recourir à des produits d'importation (le problème étant l'impact écologique de l'importation). En réalité, en consommant local, on évite peut-être les émissions de carbone liés aux transports, mais on n'échappe pas à aux pesticides à forte dose ! En effet, si vous achetez vos pommes non certifiées bio au producteur d'à côté, sur lesquelles il a pulvérisé une vingtaine de pesticides différents, vous portez inévitablement préjudice à votre santé. Comparé aux traitements chimiques (pesticides et engrais en tous genres), le bilan carbone lié au transport de denrées d'importation n'est pas forcément celui qui a l'impact négatif le plus lourd sur l'environnement.

Manger bio, est-ce cher ?

Il est vrai que les produits issus de l'agriculture biologique ont un prix souvent plus élevé que ceux de l'agriculture conventionnelle. L'explication est à trouver dans :

– les rendements inférieurs : la différence peut aller de 10 à 20 % pour les produits laitiers, à 50 % pour le blé ;
– le coût de la certification élevé, surtout pour les petits producteurs ;
– les coûts de transport et de distribution élevés : producteurs moins nombreux et donc plus dispersés, quantités vendues inférieures ;
– la production qui nécessite davantage de main-d'œuvre, notamment pour le désherbage, puisque les mains humaines remplacent les produits chimiques.

Néanmoins, on peut trouver des produits qui respectent le cahier des charges bio à prix très intéressants, notamment dans le réseau discount : leur qualité est supérieure à celle d'un produit non bio.

MIEUX CONSOMMER, MIEUX MANGER

Manger bio, c'est manger autrement

Consommer bio équivaut souvent à adopter une autre manière de s'alimenter, plus saine, avec moins de viande (surtout rouge), plus de protéines végétales et moins de produits transformés. En changeant ses habitudes alimentaires, on préserve non seulement sa santé et l'environnement, mais on peut, en prime, faire quelques économies !

– Privilégiez les fruits et légumes de saison.
– Redécouvrez les saveurs originales des légumes anciens, bon marché et excellents pour la santé, tels le chou, le potimarron, la blette, le navet, le panais, etc., et les variétés oubliées.
– Consommez davantage de légumineuses, très bonnes sources de protéines, comme les lentilles de toutes couleurs (noires, vertes, orange…), les haricots, etc.
– Diminuez les conserves (surtout en métal…) et les plats préparés (souvent très chers comparés au frais : on peut cuisiner beaucoup plus facilement et rapidement qu'on ne le pense !).

[Ce qu'il faut retenir]

→ Le bio en résumé

– Tout produit issu de l'agriculture biologique doit respecter la règlementation bio.
– Tout opérateur de la filière, qui produit, prépare, stocke, conditionne, distribue ou importe d'un pays tiers des produits issus de l'agriculture biologique, doit notifier son activité à l'Agence bio[1] et se faire contrôler par un organisme indépendant et agréé sur le territoire français (tels Ecocert ou Qualité France).
– Chaque matière première et chaque produit sont accompagnés d'un certificat, à chaque étape de la filière.
– Chaque produit est clairement identifié et respecte des règles d'étiquetage.
– En France, huit organismes certificateurs sont habilités pour le bio. Ils vérifient que chaque produit a été cultivé, transformé, conservé, transporté, et distribué à l'intérieur de la filière biologique. Ces organismes sont indépendants et sont agréés par l'Inao[2]. Ils doivent être accrédités par le Cofrac (Comité français d'accréditation), lequel vérifie la conformité de ces organismes aux critères d'indépendance, de compétences, d'impartialité et d'efficacité.

1. Créée en 2001, l'Agence bio est un groupement d'intérêt public, une plate-forme nationale d'information, d'action, de promotion et de structuration de l'agriculture biologique française.
2. www.corabio.org

Conclusion

L'un de mes films cultes et avant-gardistes est une comédie burlesque datant de 1976 : *L'Aile ou la cuisse*, de Claude Zidi. Charles Duchemin, directeur d'un guide gastronomique, teste de nombreux restaurants incognito. Il apprend que Jacques Tricatel, le PDG d'une grande chaîne de production de nourriture industrielle, a racheté de nombreux restaurants. Il part alors avec son fils à la découverte des dessous de la malbouffe, en s'infiltrant dans l'usine de fabrication des aliments. Quelle n'est pas sa surprise quand il voit défiler des poulets et des poissons artificiels, fabriqués avec du plastique et autres substances douteuses ! Dans une scène hilarante, il déguste un vin conçu par Tricatel pour un tiers de vin d'Italie, un tiers de vin grec et un tiers de produits chimiques !

La réalité aurait-elle dépassé la fiction ?

Un consommateur averti en vaut deux. Oubliez la malbouffe et tournez-vous vers des fruits et des légumes de saison, issus de modes de production respectueux de la nature et de la santé humaine. Imaginez vous-même vos bons petits plats ou appliquez les recettes de vos aïeuls !

Après cet éclaircissement sur les études scientifiques actuelles et sur la réglementation en vigueur, vous pouvez désormais décrypter les étiquettes et choisir vos plats en toute connaissance de cause, plutôt que de subir ce que le marketing vous présente en supermarché. Par exemple, choisissez vous-même en vrac vos flocons de céréales type muesli sans sucres ajoutés, plutôt que de servir chaque matin à vos enfants des pétales de maïs ou de riz soufflé bourrés de sucres et d'additifs superflus, à l'index glycémique dévastateur sur votre pancréas, détruisant à petit feu le plus précieux qui soit dans votre vie : votre santé.

La loi du 4 mars 2002 relative au droit des malades et à la qualité du système de santé a instauré l'INPS (Institut national de prévention et d'éducation pour la santé), lequel consacre tout un chapitre sur la nutrition, sous la tutelle du ministère de la Santé (site internet : mangerbouger.fr). C'est une avancée en ce domaine mais chacun de nous doit agir individuellement pour mettre en pratique chaque conseil et prendre conscience de la priorité qu'est notre alimentation pour notre présent et notre avenir.

Les connaissances précises de chaque aliment devraient être davantage renforcées dès le plus jeune âge à l'école, pour en faire une discipline à part entière et la conserver pendant tout le cursus scolaire. On n'a jamais fini d'apprendre dans l'univers de la nutrition et de tous les sujets qui s'y réfèrent directement, comme la pollution environnementale, les systèmes de production, les différents types d'aliments, la cuisine dans le monde, les composants naturels et chimiques, l'alimentation durable et biologique, les répercussions de chaque aliment sur la santé.

L'Union européenne propose de renforcer ses programmes de promotion d'une alimentation saine dans les écoles afin de lutter contre les mauvaises habitudes alimentaires chez les enfants. Il faut aller plus loin en ce sens ! Selon l'OMS, l'obésité est en hausse parmi les enfants européens, ainsi que le diabète, le cancer et d'autres maladies chroniques.

Par ailleurs, les effets de cette mauvaise alimentation se font déjà sentir : l'espérance de vie augmente de moins en moins rapidement en France ainsi qu'aux États-Unis et dans certaines couches de la population en Allemagne.

Pour ce qui est de l'espérance de vie « en bonne santé », appelée aussi « espérance de vie sans incapacité » (IVSI), elle est fondamentale, mais elle stagne depuis de nombreuses années et régresse même dans plusieurs pays européens, dont la France.

Il est donc l'heure de modifier notre mode de vie et, avant tout, de rectifier le tir en changeant le contenu de nos assiettes. C'est une question de santé publique, c'est une question de responsabilité, celle de chacun d'entre nous.

Alors, c'est l'heure, n'attendons pas d'autres scandales alimentaires pour agir, au risque de voir apparaître, d'ici 2050… des macro-particules ?

Car après l'infiniment petit, pourquoi pas l'infiniment grand ?

10 gestes à mettre en place pour ne plus avaler n'importe quoi

Si, après avoir lu ce guide, vous ne deviez mettre en place que 10 nouvelles habitudes pour mieux consommer et mieux manger, ce serait celles-ci :

N'AVALONS PAS N'IMPORTE QUOI !

Les 10 commandements de l'alimentation santé

1– **Limitez votre consommation de plats industriels** à un par semaine ou, mieux, n'en achetez plus et concoctez vous-même vos repas, autant que possible. Vous y verrez plus clair dans votre assiette.

2– **Lisez attentivement les étiquettes** avant de choisir un produit transformé, pour ne plus absorber d'additifs inutiles et nocifs pour la santé, ni de graisses toxiques.

3– **Diminuez votre consommation de sucre.** Réservez les boissons sucrées et les confiseries aux occasions spéciales.

4– **Optez pour des aliments riches en acides gras protecteurs**, du type oméga-3, et diminuez les oméga-6. Vive l'huile d'olive vierge extra certifiée bio au quotidien (même dans vos gâteaux, le goût n'en est que meilleur !).

5– **Achetez des fruits et des légumes bio**, pour ne plus charger votre organisme en pesticides et autres polluants.

6– **Limitez votre consommation de produits laitiers et carnés**, et achetez-les certifiés bio. Vous épargnerez ainsi à votre corps et à votre esprit d'accumuler une bonne dose d'hormones de synthèse, pesticides, graisses saturées et autres polluants responsables de l'apparition de nombreuses maladies de ce siècle.

7– **Installez un filtre à eau sur votre robinet**, cela vous évitera d'avaler du chlore, des résidus médicamenteux, pesticides, herbicides, phtalates, perturbateurs endocriniens, bactéries, nitrates et de nombreux autres polluants. Et variez les eaux en bouteille.

8– **Mettez-vous aux cuissons douces** (– de 120 °C). Ne consommez pas de fritures plus d'une fois par semaine. Vous baisserez considérablement votre taux d'acrylamide, sans parler des graisses saturées des fritures, qui bouchent un peu plus vos artères à chaque consommation.

9– Optez pour des ustensiles de cuisine en matériaux inertes comme des poêles en fonte non revêtue ou en inox 10/18, ou des plats en pyrex pour les gratins et gâteaux. N'utilisez plus les matériaux laissant migrer des polluants dans vos aliments.

10– Variez le plus possible votre alimentation et privilégiez les produits locaux, de saison et surtout certifiés bio, car ces derniers sont les seuls aujourd'hui à vous garantir un cahier des charges respectueux de votre santé et de l'environnement.

Remerciements

C'est avec un immense plaisir que j'adresse mes remerciements les plus chaleureux à :

Toute l'équipe éditoriale : Laure Paoli, Véronique Galland, Virginie Del Vecchio et Myrtille Chareyre, pour la confiance qu'elles m'ont accordée, leur accueil toujours souriant, leur grande sympathie et, bien sûr, leurs bons conseils et leur professionnalisme.

Mon mari Olivier et mes enfants, Sasha et Maya, pour leur amour, leurs encouragements constants et leur exceptionnel enthousiasme face à mes passions, parmi lesquelles figure l'écriture.

Toute ma famille, mes amis, pour leur présence précieuse et l'intérêt qu'ils portent à mon travail quotidien. Et un remerciement spécial à mon grand frère Serge sans lequel je ne serais pas celle que je suis aujourd'hui.

Merci à vous tous, du fond du cœur !

Site internet de l'auteur

Pour contacter l'auteur, avoir de plus amples informations sur certains sujets ou découvrir des recettes concoctées sans aucun polluant alimentaire, n'hésitez-pas à consulter le site : **www.foodluck.fr**

Table des matières

Ouvrage publié sous la direction de Laure Paoli

Réalisation éditoriale : Véronique Galland
Relecture et correction : Alice Breuil
Conception graphique : Stéphanie Le Bihan

Composition : IGS-CP
Impression : Normandie roto impression s.a.s., février 2016

Éditions Albin Michel
22, rue Huyghens, 75014 Paris
www.albin-michel.fr

ISBN : 978-2-226-31688-2
N° d'édition : 21650/01 – N° d'impression : 1600049
Dépôt légal : mars 2016
Imprimé en France.